JN042023

査定・返戻を防ぐ要点と
考え方がわかる！

レセプト
調査ファイル

著　真鍋佑梨　株式会社ユアーズブレーン
医業経営コンサルティング部

謹 告

本書に記載されている事項に関しては，発行時点における最新の情報に基づき，正確を期するよう，著者・出版社は最善の努力を払っております。しかし，医学・医療は日進月歩であり，記載された内容が正確かつ完全であると保証するものではありません。したがって，実際，診断・治療等を行うにあたっては，読者ご自身で細心の注意を払われるようお願いいたします。

本書に記載されている事項が，その後の医学・医療の進歩により本書発行後に変更された場合，その診断法・治療法・医薬品・検査法・疾患への適応等による不測の事故に対して，著者ならびに出版社は，その責を負いかねますのでご了承下さい。

序

　診療報酬は保険医療機関における重要な収益源です。レセプトの返戻や査定が多ければ，保険医療機関にとって死活問題になりかねません。

　そのため，2年ごとに実施される診療報酬改定への対応を含め，診療報酬請求を適切に行うことは，保険医療機関の経営において非常に重要な課題と言えます。

　診療報酬の請求に当たっては，各種関係法令や保険医療機関および保険医療養担当規則の規定を遵守し，診療報酬点数表に定められた通りに請求を行うことが求められますが，これらの構成や表現は複雑難解なものが少なくありません。

　また，査定に関しては，診療報酬点数表に明確な規定がないにも関わらず，査定されるケースもあります。この場合，査定された原因がわからず，謎のまま終わってしまったという経験をされた方も多いのではないでしょうか。

　本書では，弊社がこれまで関与してきた様々な医療機関での経験を基に，主に査定対策についてまとめました。

　第1章では，レセプトの基礎知識として，診療報酬の仕組みをはじめ，査定および返戻について解説しています。

　第2章では，様々な医療機関の実際の査定レセプト事例のうち，多くの医療機関が行ってしまいがちな事例を取り上げ，事例ごとに査定原因およびそれに対する有効な対策について解説しています。

　第3章では，第1章・第2章を踏まえ，査定・返戻に医療機関としてどのように対応するべきかを解説しています。

　すでに開業されている先生方，これから開業を予定されておられる先生方はもちろん，診療報酬請求に携わる事務の方々にとって，本書が適切な診療報酬請求の一助となれば幸いです。

　最後になりましたが，出版にあたり，ご尽力頂きました日本医事新報社の皆さまに心から感謝申し上げます。

2023年12月
株式会社ユアーズブレーン
医業経営コンサルティング部
真鍋佑梨

3章 返戻・査定への対策

本書は，主にクリニックにおいて査定されがちな事例について解説したものです。ただし，周知の通り，実際の審査では各都道府県の国民健康保険団体連合会・社会保険診療報酬支払基金ごとに解釈や見解が異なることもあります。したがって，本書の内容が審査の絶対的な基準ではないことをあらかじめお含みおき下さい。

1章 レセプトの基礎知識

診療報酬の仕組みと請求

1 医業収益

医療機関の収益(医業収益)は,主に「保険診療収入」と「自由診療収入」の2つにわけられます。

保険診療収入

公的医療保険などが適用されるもの(保険診療)に対する収入。患者から支払われる一部負担金と,社会保険診療支払基金,国民健康保険連合会からの入金にわかれる。

自由診療収入

公的医療保険などが適用されないものに対する収入(例:予防接種,健康診断)。全額患者から支払われる。

2つのうち,「保険診療収入」が医療機関における主な収入源であり,無床診療所では医業収益の約9割を占めます(標榜する診療科や,提供する診療内容によって変動があります)。

この保険診療収入は,診療報酬に基づいて計算されます。保険診療を行った医療機関は,総医療費から一部負担金を差し引いた残りの医療費を,患者ごとに1カ月分の診療報酬をまとめた診療報酬明細書(以下,レセプト)によって請求します。

具体的な流れは図の通りです。

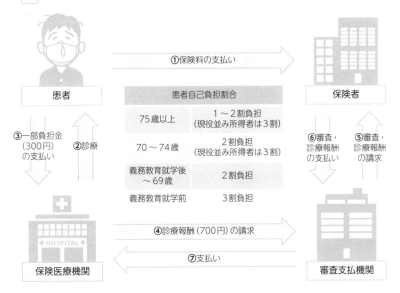

例 総医療費1,000円, 患者自己負担割合3割の場合

図 診療報酬の請求の流れ

①**保険料の支払い**：国民皆保険制度により, 国民は何らかの公的医療保険（被用者保険, 国民健康保険など）に加入しています。患者は, 保険者（全国健康保険協会や健康保険組合など）へ保険料を支払います。

②**診療**：保険医療機関は, 患者に対し, 診療行為を行います。

③**一部負担金の支払い**：診療行為を受けた患者は, 保険医療機関の窓口にて診療報酬の一部（一部負担金）を支払います。一部負担金の割合は, 患者の年齢や所得などにより異なります。図の例では, 総医療費1,000円に対して患者負担割合3割分の300円が, 一部負担金として患者から保険医療機関へ支払われます。

④**診療報酬の請求**：一部負担金を除いた診療報酬について, レセプトを審査支払機関（社会保険診療報酬支払基金, 国民健康保険団体連合会）へ提出し, 請求します。レセプトは診療月の翌月10日までに提出する必要があります。図の例では, 総医療費1,000円から一部負担金300円（③）を除いた700円をレセプトで請求します。

⑤**審査・診療報酬の請求**：保険医療機関から提出されたレセプトの内容を審査し, 記載誤りがないかや診療内容の医学的な妥当性などが確認されます。この際に不

備があるレセプトについては，返戻や査定が行われます。審査後，保険者へ診療報酬の請求を行います。

⑥ **審査・診療報酬の支払い**：審査支払機関より請求を受けた保険者は，請求内容を審査し，審査を通ったレセプトについては審査支払基金に支払いを行います。

⑦ **支払い**：保険者から支払われた診療報酬を，審査支払機関から保険医療機関に入金します。入金は，診療月の翌々月20日頃になります（都道府県により変動あり）。

2 保険診療の基本的ルール

保険診療とは，健康保険法等の医療保険各法に基づく，保険者と保険医療機関との間の公法上の契約です。

保険診療として診療報酬が支払われるためには，保険医が保険医療機関において健康保険法等の各種関係法令の規定を順守し，次頁の「保険医療機関及び保険医療養担当規則」の規定を順守し，医学的に妥当適切な診療を行い，保険医療機関が診療報酬点数表に定められた通りに請求を行う必要があります。

つまり，保険医の登録や保険医療機関の指定を受けるということは，医療保険各法などで規定されている保険診療のルールを熟知していることが前提となっています。

特に「保険医療機関及び保険医療養担当規則」は，健康保険法などにおいて保険診療を行う上で保険医療機関と保険医が遵守すべき基本的ルールです。

「請求関係は事務に一任しているので，こんな請求がされているとは知らなかった」という言い訳は通用しません。そのため，保険医は必要に応じてレセプトを確認するなど，自分の診療録記載などによる診療の情報などが医事課職員へ適切に伝わっているか，確認する必要があります。

（参考） レセプト確認時の注意点の一例

❶傷病名
・レセプト病名（査定等を未然に防ぐことを目的とした実態のない架空の傷病名）が記載されていないか。
・疑い病名，急性病名等が長期間にわたり放置されていないか。

❷請求内容
・診療録への必要記載事項が定められた項目の請求については，必要な事項が診療録に記載されているか。
・医師が実施していない医学管理料等が算定されていないか。

(参考)　保険医療機関及び保険医療養担当規則 [1]

(1) 療養の給付の担当の範囲（第1条）

保険医療機関が担当する療養の給付の範囲は，以下の通りである。

①診察

②薬剤又は治療材料の支給

③処置，手術その他の治療

④居宅における療養上の管理及びその療養に伴う世話その他の看護

⑤病院又は診療所への入院及びその療養に伴う世話その他の看護

(2) 療養の給付の担当方針（第2条）

保険医療機関は，懇切丁寧に療養の給付を担当しなければならない。

保険医療機関が担当する療養の給付は，患者の療養上妥当適切なものでなければならない。

(3) 適正な手続の確保（第2条の3）

保険医療機関は，その担当する療養の給付に関し，厚生労働大臣又は地方厚生局長若しくは地方厚生支局長に対する申請，届出等に係る手続及び療養の給付に関する費用の請求に係る手続を適正に行わなければならない。

(4) 経済上の利益の提供による誘引の禁止（第2条の4の2）

保険医療機関は，患者に対して，一部負担金の額に応じて収益業務に係る物品の対価の額の値引きをする等，健康保険事業の健全な運営を損なうおそれのある経済上の利益の提供により，自己の保険医療機関において診療を受けるように誘引してはならない。

また，事業者又はその従業員に対して，患者を紹介する対価として金品を提供する等，健康保険事業の健全な運営を損なうおそれのある経済上の利益の提供により自己の保険医療機関で診療を受けるように誘引してはならない。

(5) 特定の保険薬局への患者誘導の禁止（第2条の5，第19条の3）

処方箋の交付（第23条）

患者に対して，「特定の保険薬局において調剤を受けるべき旨の指示等」を行ったり，「指示等を行うことの対償として，保険薬局から金品その他の財産上の利益」を受けたりすることは，療養担当規則により禁止されている。ただし地域包括診療料，地域包括診療加算を算定する保険医療機関が①連携薬局の中から患者自らが選択した薬局において処方を受けるように説明すること，②時間外において対応できる薬局のリストを文書により提供することや，保険医療機関が在宅で療養を行う患者に対して在宅患者訪問薬剤管理指導の届出を行った薬局のリストを文書により提供することは「特定の保険薬局への誘導」に該当しない。

保険医は，その交付した処方箋に関し，保険薬局の保険薬剤師から疑義の照会があった場合には，適切に対応する必要がある。

(6) 受給資格の確認等（第3条）

保険医療機関は，患者の受給資格を確認する際，患者がマイナンバーカードを健康保険証として利用するオンライン資格確認による確認を求めた場合は，オンライン資格確認によって受給資格の確認を行わなければならない。なお，現在紙レセプトでの請求が認められている保険医療機関については，オンライン資格確認導入の原則義務付けの例外とする。

また，保険医療機関（上記の例外となる保険医療機関を除く。）は，患者がマイナンバーカードを健康保険証として利用するオンライン資格確認による確認を求めた場合に対応できるよう，あらかじめ必要な体制を整備しなければならない。

(7) 診療録の記載及び整備，帳簿等の保存 (第8条，第9条，第22条)

保険医は，患者の診療を行った場合には，遅滞なく，必要な事項を診療録に記載しなければならない。また，保険医療機関は，これらの診療録を保険診療以外 (自費診療等) の診療録と区別して整備し，患者の診療録についてはその完結の日から5年間，療養の給付の担当に関する帳簿・書類その他の記録についてはその完結の日から3年間保存しなければならない。

(8) 施術の同意 (第17条)

患者があん摩・マッサージ，はり及びきゅうの施術を受ける際には医師の同意が必要となるが，患者の疾病又は負傷が自己の専門外であることを理由に診察を行わずに同意を与える，いわゆる無診察同意を行ってはならない。医師の診察の上で適切に同意書の交付を行うことが求められる。

(9) 特殊療法・研究的診療等の禁止 (第18条，第19条，第20条)

医学的評価が十分に確立されていない，「特殊な療法又は新しい療法等」の実施，「厚生労働大臣の定める医薬品以外の薬物」の使用，「研究の目的」による検査の実施などは，保険診療上認められるものではない。

(10) 健康診断の禁止 (第20条)

健康診断は，療養の給付の対象として行ってはならない。

(11) 濃厚 (過剰) 診療の禁止 (第20条)

検査，投薬，注射，手術・処置等は，診療上の必要性を十分考慮した上で行う必要がある。

(12) 適正な費用の請求の確保 (第23条の2)

保険医は，その行った診療に関する情報の提供等について，保険医療機関が行う療養の給付に関する費用の請求が適正なものとなるよう努めなければならない。

コラム

症状詳記

レセプト上の傷病名や請求項目のみでは，診療内容の説明が不十分と思われる場合は，「症状詳記」を記載する必要があります。先生方の中には，「症状詳記とは言うけれど，具体的にどう書いたらいいのかわからない」という方もおられます。基本的には診療から保険請求に至った経緯を記載することになりますが，あまり詳細に記載すると，よけいなことを記載してしまう可能性や，審査側から読むのに時間がかかると敬遠される可能性があります。

そのため，症状詳記をする際は，以下を意識し，客観的・具体的事実を記載することが望まれます。

- 当該診療行為が必要な具体的理由が，簡潔明瞭かつ正確に記載されているか
- 必要な検査値等の客観的事実を中心に記載されているか
- レセプトの内容 (傷病名等) と症状詳記の内容に矛盾はないか
- 虚偽の内容が記載されていないか

返戻とは

1 返戻とは

　医療機関が提出したレセプトに記載内容の不備などがあり，審査支払機関や保険者から医療機関に差し戻されることを返戻と言い，レセプト提出月の翌月初旬頃に差し戻されます。

　返戻の理由には，保険証の記号・番号の不備，点数，診療内容と病名の不一致，説明不足などが挙げられます。

　返戻されたレセプトは，不備などを修正し，"月遅れレセプト"として再請求を行うことができます。ただし，再請求ができるのは5年間までという期限があります（令和2年3月診療分までは3年間）。

　医療機関によっては，多忙や返戻事由がよくわからないなどの理由で処理を後回しにし，再請求ができる期間（6カ月）を過ぎてしまう，というケースも見受けられます。再請求ができなかった診療報酬分は医療機関の収入減となってしまうため，このような事態を避けるためにも，返戻レセプトは早急に処理し，再請求をすることが重要です。

2 返戻が与える影響

　返戻レセプトは再請求が可能であるため，「収入には影響がない」，とあまり問題視されない方もいらっしゃるかもしれません。

　確かに再請求を行えば，診療報酬が入金されます。しかしながら，再請求後少なくとも1カ月は入金がされません。1章1「診療報酬の仕組みと請求」（4頁，⑦支払い）で述べたように，診療報酬が入金されるのは診療月の2カ月後ですが，医療機

関で使用する医薬品や医療材料などの請求は，通常，診療月の翌月に行われます。つまり，収入よりも支出が先にきます。

　したがって，返戻によって診療報酬の入金が遅れれば，医薬品や医療材料などの料金を支払う資金がない，という資金繰りの問題を引き起こす可能性があるのです。これは返戻レセプトの請求金額が大きいほど，深刻な問題となります。

3 返戻内訳書の見方

　レセプトが返戻されてくる際，審査支払機関より「返戻内訳書」が送られてきます。
　「返戻内訳書」には，医療機関から請求されたレセプトについて，点検・審査などの結果，内容確認が必要と判断されたレセプトの内訳や事由などが記載されています。
　記載される項目は図の通りです[1]。
Ⓐ**「月分」欄**：診療月分が表示されます。
Ⓑ**「資格返戻」欄**：オンラインによる請求前の資格確認による返戻の場合，「＊」が

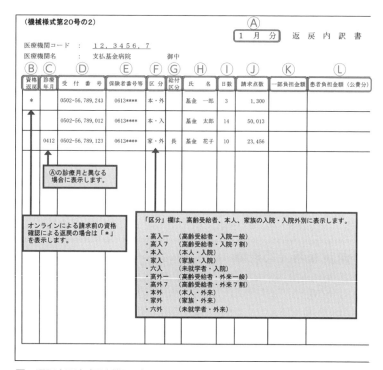

図　返戻内訳書（医療機関用）

表示されます。

Ⓒ **「診療年月」欄**：Ⓐで表示している診療月と異なる場合，対象となるレセプトの診療年月が表示されます。

Ⓓ **「受付番号」欄**：レセプトの受付処理順序番号が表示されます。

Ⓔ **「保険者番号等」欄**：保険者番号または公費負担者番号が表示されます。

Ⓕ **「区分」欄**：本入（本人入院）や家外（家族外来）などのレセプト種別による区分が表示されます。

Ⓖ **「給付区分」欄**：特記事項などが表示されます（表1）。

表1　給付区分に表示する項目

特記事項	公，長，長処，長2
職務上の事由	上（職務上），船（下船後3月以内）
老人減免区分	原

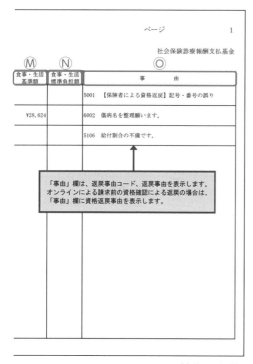

（文献1より転載）

Ⓗ 「**氏名**」欄：患者氏名が表示されます。

Ⓘ 「**日数**」欄：診療実日数が表示されます。

Ⓙ 「**請求点数**」欄：当該レセプトの請求点数が表示されます。

Ⓚ 「**一部負担金額**」欄：医療保険による一部負担金の金額が表示されます。金額には「¥」符号を付して印字されます。

Ⓛ 「**患者負担金額（公費分）**」欄：公費負担医療に係る患者の負担額が表示されます。金額には「¥」符号を付して印字されます。

Ⓜ 「**食事・生活基準額**」欄：入院時食事療養または入院時生活療養の額が表示されます。金額には「¥」符号を付して印字されます。

Ⓝ 「**食事・生活標準負担額**」欄：食事療養標準負担額または生活療養標準負担額が表示されます。金額には「¥」符号を付して印字されます。

Ⓞ 「**事由**」欄：当該レセプトを返戻することとなった返戻事由コードおよび返戻事由名称が表示されます。

4 返戻事由

返戻事由は，「資格関係等」によるものと「診療内容・事務上」によるものにわかれており，表2のような事由があります。

資格関係等によるものについては，被保険者証の確認漏れやレセプトコンピューターへ登録時の入力ミスなど，人為的なミスが大半を占めます。現在は，マイナンバーカードを健康保険証として使用することが推進されているため，普及が進めば，今後は資格関係等による返戻件数は減少するものと予測されます。

診療内容・事務上によるものについては，レセプト点検時の不足に起因するものが大半を占めます。とはいえ，診療内容に関するものは，病名に疑義がある場合や，症状詳記が不足している場合などが該当しますので，返戻件数の減少のためには医事課のみではなく医師の協力も必要です。

表2　返戻事由

資格関係等によるもの
・記号・番号の誤り
・患者名・性別・生年月日の誤り
・認定外家族
・該当者なし
・旧証によるもの
・本人・家族などの種別誤り
・資格喪失後の受診
・重複請求
・給付対象外診療（労災など）
・給付期間満了
・特記事項の誤り

診療内容・事務上によるもの
・固定点数誤り
・必要事項の記録もれ
・区分，診療開始日の誤り
・実日数の誤り
・一部負担金の誤り
・請求先変更（新設・合併など）
・診療内容に関するもの（病名に疑義，症状詳記不足，など）

査定とは

1 査定とは

　医療機関が提出したレセプトの内容について，審査機関（審査支払機関，保険者）が審査した結果，保険診療ルール上不適当などとしてレセプトの請求額から減額されたり，減点されたりすることを査定と言います。

　返戻とは異なり，原則として再請求することができない^注ため，減額・減点されたものはそのまま医療機関の収入減となり，収益に影響を与えることになります。

　査定される理由としては，「適応外」「過剰・重複」「不適当」「不一致」があります。

注：査定の内容に納得がいかない場合は，原則6カ月以内であれば，審査支払機関に再審査を申し立てることが可能です（☞3章「返戻・査定への対策」，180頁，3「再審査請求」参照）。

2 審査とは

　レセプトの審査は，健康保険法上，保険者が行うことになっていますが，現在は支払基金や国保連合会へ一次審査を委託しています。保険者は二次審査として，一次審査機関（支払基金・国保連合会）へ再審査請求を行い，一次審査が適切ではないと判断されたものが，一次審査機関より査定される流れになっています（図1）。

一次審査

　電子レセプトについては，レセプト電算処理システムのチェック機能により，患者名や傷病名，保険者番号などの請求に必要な記載事項や投薬，注射，手術などの請求点数に誤りがないかの事務点検を自動的に行います。また，診療内容が国の定

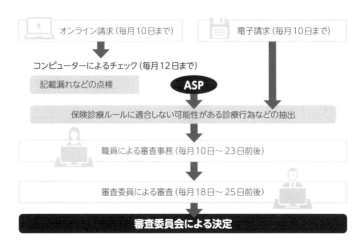

図1　電子レセプトの審査の流れ

オンライン請求についてはASP(application service provider)を通じて，医療機関による請求を受け付ける段階で記載漏れなどを点検している。

めた保険診療ルールに適合していない項目や傷病名と医薬品の関連性のチェックを行い，疑義のあるものにはマーキングや電子付箋がつけられます。システムによりチェックされた結果をコンピューター上に表示させて確認を行いながら，システムによるチェックができない事項については，データの抽出機能などを使用して，診療内容に疑問があるレセプトにはその疑問事項を入力するなどの審査事務が行われます（紙レセプトについては，目視点検により同様の審査事務が行われます）。

　事務点検・審査事務点検後の電子レセプトは，審査委員会においてコンピューター上に表示します。審査委員会は，レセプト電算処理システムの抽出機能などを使用し，レセプトに記載されている診療内容について，療養担当規則や診療報酬点数表などの国が定めた保険診療ルールに則って行われているかを審査します。その結果，診療内容が適切でないと判断されるものについては査定します（紙レセプトについては，事務的な点検が終了したレセプトおよび請求書が医療機関ごとに取りまとめて審査委員会へ提出され，電子レセプトと同様の審査が行われます）。

　審査が終了した電子レセプトは，審査委員会での審査結果や事務点検などの請求点数に増減があった場合は，コンピューターで自動的に計算され，増減点連絡書が作成されます（紙レセプトについては，計算誤りがないかの点検後，増減点数等の情報の入力をコンピューターにより行い，増減点連絡書を出力して医療機関に連絡します）。

前述のレセプト電算処理システムのチェック機能の導入により，自動査定が多くなっています。これまで算定ができていたものが急に査定になり始めたという事象は，この自動査定の対象となった可能性があるため，算定方法についての検討が必要となります。

二次審査

保険者における審査も，一次審査と同様に進められます。しかしながら，前述の通り，二次審査はあくまで再審査請求を提出するだけであり，その査定の可否は一次審査側が決定します。

3 増減点連絡書の見方

査定された場合，レセプト提出翌月に「増減点連絡書」が医療機関へ届きます。

「増減点連絡書」は，医療機関から請求されたレセプトについて，点検・審査などの結果，点数などに異動が生じた場合に通知するため，増減点数（金額）や事由などが記載されています。

記載される項目は図2の通りです[1]。

Ⓐ **「月分」欄**：診療月分が表示されます。

Ⓑ **「診療年月」欄**：Ⓐで表示している診療月と異なる場合，対象となるレセプトの診療年月が表示されます。

Ⓒ **「受付番号・レセプト番号」欄**：1行目は，レセプトの受付処理順序番号（受付番号）が表示されます。2行目は，医療機関などが請求したレセプトデータに記録されたレセプト単位の順序番号（レセプト番号）が表示されます。また，特別審査委員会対象レセプトは，（特別審査委員会）と表示しています。

Ⓓ **「保険者番号等」欄**：保険者番号または公費負担者番号が表示されます。

Ⓔ **「区分」欄**：本入（本人入院）や家外（家族外来）などのレセプト種別による区分が表示されます。

Ⓕ **「給付区分」欄**：特記事項などが表示されます（表1）。

Ⓖ **「氏名・カルテ番号」欄**：1行目は，患者氏名が表示されます。2行目は，医療機関などが請求したレセプトデータに記録されたカルテ番号が表示されます。

Ⓗ **「箇所」欄**：増減点が生じた箇所の診療識別コードなどが表示されます。増減点箇所については，表2をご参照下さい。

Ⓘ **「法別」欄**：増減点数欄に対応した法別番号が増減点数（金額）ごとに表示されます。

Ⓙ **「増減点数（金額）」欄**：増点は「＋」符号を，減点は「－」符号を付して表示され，一部負担金などの金額は，増額は「＋￥」符号を，減額は「－￥」符号を付して表示されます。

Ⓚ **「事由」欄**：増減点の生じた事由について，事由記号が表示されます。事由内容については，表3をご参照下さい。

Ⓛ **「請求内容」欄**：医療機関などが請求した診療内容が表示されます。また，診療内容の負担区分コードが「請求内容」の左側の「負担」欄に表示されます。

Ⓜ **「補正・査定後内容」欄**：点検・審査などによる補正・査定後の内容が表示されます。

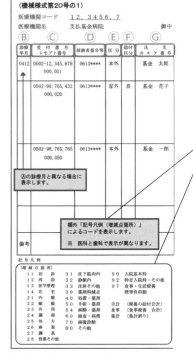

図2 増減点連絡書（医療機関用）

表1 給付区分に表示する項目

特記事項	公，長，長処，長2
職務上の事由	上（職務上），船（下船後3月以内）
老人減免区分	原

表2 増減点箇所

11	初診	31	皮下筋肉内	90	入院基本料
12	再診	32	静脈内	92	特定入院料・その他
13	医学管理	33	注射その他	97	食事・生活療養標準負担額
14	在宅	39	薬剤料減点		
21	内服	40	処置・薬剤	合計（療養の給付合計）	
22	頓服	50	手術・薬剤	食事（食事療養　合計）	
23	外用	54	麻酔・薬剤	集計（集計誤り）	
24	調剤	60	検査・病理		
25	処方	70	画像診断		
26	麻毒	80	その他		
27	調基				
28	投薬その他				

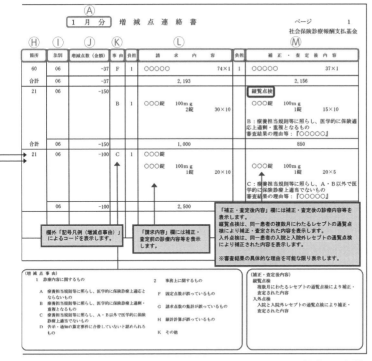

(文献1より転載)

また，補正・査定後内容の負担区分コードが「補正・査定後内容」の左側の「負担」欄に表示されます。なお，縦覧点検の結果による査定などの場合は「縦覧点検」，入外点検の結果による査定などの場合は「入外点検」と表示されます。

表3 事由記号

	診療内容に関するもの
A	療養担当規則等に照らし，医学的に保険診療上適応とならないもの
B	療養担当規則等に照らし，医学的に保険診療上過剰・重複となるもの
C	療養担当規則等に照らし，A・B以外で医学的に保険診療上適当でないもの
D	告示・通知の算定要件に合致していないと認められるもの
	事務上に関するもの
F	固定点数が誤っているもの
G	請求点数の集計が誤っているもの
H	縦計計算が誤っているもの
K	その他

突合点検・縦覧点検

　審査では，同一患者の同一月の医科レセプトと調剤レセプトを電子的に照合して，院内で処方しているレセプトと同じ観点により点検を行う「突合点検」，同一患者の当月請求分と過去複数月のレセプトおよび入院と入院外レセプトをそれぞれ電子的に照合して，当月請求分レセプトの点検を行う「縦覧点検」が実施されます。

・突合点検

　電子レセプトで請求された同一患者にかかわる同一診療（調剤）月において，医科レセプトと調剤レセプトの組み合わせを対象とし，医科レセプトに記載された傷病名と調剤レセプトに記載された医薬品の適応，投与量および投与日数の点検を行い，審査委員会で審査決定します。

　突合点検の査定にかかわる支払額については，突合点検の査定結果を保険医療機関に連絡し，保険医療機関から，処方箋の内容と不一致である場合，その申し出を受けて保険薬局から処方箋の写しを取り寄せます。

　保険医療機関の処方箋の内容が不適切であったことによるものか，または，処方箋の内容と異なる調剤を保険薬局が行ったことによるものかを確認（責別確認）した上で，原則，請求翌々月に支払額を保険医療機関または保険薬局から調整します。

・縦覧点検

　同一保険医療機関にかかわる同一患者において，当月分の医科レセプトと直近6カ月分の複数月のレセプトの組み合わせを対象とし，診療行為（複数月に1回を限度として算定できる検査，患者1人につき1回と定められている診療行為など）の回数などの点検を行い，審査委員会で審査決定します。

　また，同一診療年月，同一保険医療機関および同一患者の医科および歯科の入院レセプトと入院外レセプトの組み合わせを対象とし，月1回の算定である検体検査判断料などの点検を行い，審査委員会で審査決定します。

　縦覧点検の結果については，増減点連絡書により，同一保険医療機関・同一患者にかかわる当月請求分と過去複数月のレセプトを電子的に照合して行う点検は「縦覧点検」と，同じく入院と入院外レセプトを電子的に照合して行う点検は「入外点検」と表示されます。

1 章 文 献

1章1

1) 厚生労働省：保険医療機関及び保険医療養担当規則.

〔https://www.mhlw.go.jp/web/t_doc?dataId=84035000&dataType=0&pageNo=1〕

1章2

1) 社会保険診療報酬支払基金：増減点連絡書・各種通知書の見方【医療機関等・薬局】. p10-1.

〔https://www.ssk.or.jp/seikyushiharai/mikata/seikyushiharai_04.files/seikyushiharai_04_01.pdf〕

1章3

1) 社会保険診療報酬支払基金：増減点連絡書・各種通知書の見方【医療機関等・薬局】. p8-9.

〔https://www.ssk.or.jp/seikyushiharai/mikata/seikyushiharai_04.files/seikyushiharai_04_01.pdf〕

2章 レセプト事例に学ぶ

1 初診料：初診ではなく再診と判断された事例

令和5年5月分	
傷病名	(1) 急性腸炎 (2) 急性腸炎
診療開始日	(1) 令和5年4月17日 (2) 令和5年5月15日

査定前

(11) 再診料	288点×1

 このレセプトの問題点は?

査定後

(11) ~~初診料~~	~~288点×1~~
→再診料	73点×1 (査定事由：C)

解説 「同一の疾病または負傷であると推定される場合の診療において初診料は算定できない」

初診料を算定したところ，保険診療上適当ではないとしてC査定された事例です。

本事例は，4月に初診で来院した急性腸炎の患者が，5月に再び急性腸炎に罹患したため来院。4月の急性腸炎は既に治癒していたため，5月に再び初診料を算定したところ，再診料に査定されてしまいました。

初診料は，患者の傷病について医学的に初診といわれる診療行為があった場合に算定する診療報酬です。4月の「急性腸炎」が治癒し，5月に再び「急性腸炎」に罹患したために受診した本事例は，医学的には初診に当たり，初診料を算定しても何ら問題はないはずです。

レセプトの傷病名欄を確認したところ，4月の「急性腸炎」の転帰が記載されないまま，5月にも「急性腸炎」の病名が付与されています。

初診料の算定要件には，「慢性疾患等明らかに同一の疾病又は負傷であると推定される場合の診療は，初診として取り扱わない」という記載があります。

本事例は，4月の「急性腸炎」の転帰が記載されていないことから，5月の「急性腸炎」の診療も同一の疾病に対する診療＝継続診療とみなされ，初診ではなく再診と判断されてしまった事例です。

本事例のように，実情としては医学的に初診であっても，前回の疾病の転帰が記載されていなければ，レセプト上は継続診療とみなされてしまいます。日頃から傷病名の転帰を記載することはもちろんですが，レセプト点検時に，前回の傷病名が残存しているにもかかわらず，初診料を算定しているケースがないかを確認するなどの対策が必要です。

なお，本事例は月をまたいだケースでしたが，同一月内でも初診で受診し，治癒後に新たな傷病を発症したために受診した場合は，複数回初診料を算定することができます。ただし，この場合においても，傷病名の転帰の記載がなければ継続診療とみなされてしまいますので，注意が必要です。

2 再診料 外来管理加算：初診時に算定していた事例

令和5年7月分

査定前

(11) 初診料	288点
(12) 外来管理加算	52点×1

 このレセプトの問題点は？

査定後

(11) 初診料	288点
(12) 外来管理加算	52点×1 (査定事由：D)

「外来管理加算は再診料の加算である」

　初診で来院した患者に対し，外来管理加算を算定したところ，算定要件に合致していないとしてD査定された事例です。

　外来管理加算は，入院中の患者以外の患者に対して，厚生労働大臣が定める計画的な医学管理^注を行った場合に算定できる<u>再診料の加算</u>です。

　　注：厚生労働大臣が定める計画的な医学管理とは，入院中の患者以外の患者に対して，慢性
　　　　疼痛疾患管理ならびに一定の検査，リハビリテーション，精神科専門療養，処置，手術，
　　　　麻酔および放射線治療を行わず，懇切丁寧な説明が行われる医学管理のことです。

　本事例は初診で来院した患者であり，当然ながら初診料を算定しています。しかし，前述の通り，外来管理加算は再診料の加算です。原則として加算は，そのもととなる診療報酬（外来管理加算であれば再診料）を算定していなければ，算定できません。

　本事例は，再診料の算定がないにもかかわらず外来管理加算を算定している＝算定要件に合致していない，として査定された事例です。

　なお，再診時であっても，<u>医師による直接の診察に該当しない電話再診の場合は算定できないため，注意が必要です。</u>

　このような事例は，新入職員などの比較的入社して日が浅い医事課職員の知識不足による誤算定や，ベテラン職員であっても何かの拍子に誤って入力したまま気づかず算定してしまったといったケースが見受けられます。

　新入職員などへの知識の共有はもちろんですが，このような事例を防ぐためにも，レセプトチェッカーの導入やカスタマイズなどで，入力ミスに気づくことができる体制づくりが必要です。

3 再診料 外来管理加算： 併算定できない処置や検査など を行っていた事例

令和5年7月分	
傷病名	(1) 高血圧症 (2) 脂肪肝の疑い

査定前

(12) 再診料	73点×1
外来管理加算	52点×1
(60) 超音波検査 (断層撮影法) (胸腹部)	530点×1
超音波検査 (断層撮影法) (胸腹部)：	ア　消化器領域

 このレセプトの問題点は?

査定後

(12) 再診料	73点×1
~~外来管理加算~~	~~52点×1~~ (査定事由：D)
(60) 超音波検査 (断層撮影法) (胸腹部)	530点×1
超音波検査 (断層撮影法) (胸腹部)：	ア　消化器領域

「一定の検査やリハビリテーションなどを実施した場合，外来管理加算は算定できない」

再診で来院した患者に対し，外来管理加算を算定したところ，算定要件に合致していないとしてD査定された事例です。

外来管理加算の注意書きには，以下の記載があります。

入院中の患者以外の患者に対して，慢性疼痛疾患管理並びに別に厚生労働大臣が定める検査注並びに第7部リハビリテーション，第8部精神科専門療法，第9部処置，第10部手術，第11部麻酔及び第12部放射線治療を行わないものとして別に厚生労働大臣が定める計画的な医学管理を行った場合は，外来管理加算として，52点を所定点数に加算する。

注：別に厚生労働大臣が定める検査とは，超音波検査等／脳波検査等／神経・筋検査／耳鼻咽喉科学的検査／眼科学的検査／負荷試験等／ラジオアイソトープを用いた諸検査／内視鏡検査の各区分に掲げるもの，とされます。

本事例をみてみると，別に厚生労働大臣が定める検査である「超音波検査」を実施しています。このことから，外来管理加算の算定要件に合致しないものとして査定された事例です。

本事例のような査定を防ぐためには，医事課職員が入力時に気を付けなければならないことはもちろんですが，人の目でのチェックにも限界があります。レセプトチェッカー機能を利用し，併算定不可である診療報酬を算定している場合は，エラーメッセージが出るように設定するなどの対策が望まれます。

なお，当該事例は超音波検査（断層撮影法）（胸腹部）の530点であり，外来管理加算の点数と比較して高い点数ですが，処置の1つである消炎鎮痛等処置は35点と，外来管理加算より低い点数設定となっています。一部の医療機関においては，消炎鎮痛等処置よりも外来管理加算の点数のほうが高いため，振り替えて算定する医療機関がみられます。しかし，傷病名から明らかに処置などを実施していると判断された場合，査定となる可能性があるため，注意が必要です。

4 特定疾患療養管理料： 対象の傷病名がなかった事例

令和5年7月分	
傷病名	(1) 境界型糖尿病 (主)

査定前

(13) 特定疾患療養管理料 (診療所)	225点×1
(80) 処方箋料 (リフィル以外・その他)	68点×1
特定疾患処方管理加算1 (処方箋料)	18点×1

 このレセプトの問題点は?

査定後

(13) ~~特定疾患療養管理料 (診療所)~~	~~225点×1~~ (査定事由：D)
(80) 処方箋料 (リフィル以外・その他)	68点×1
~~特定疾患処方管理加算1 (処方箋料)~~	~~18点×1~~ (査定事由：D)

解説 「確定診断に至らない病名が主病の患者に対して特定疾患療養管理料は算定できない」

　境界型糖尿病の患者に対し，特定疾患療養管理料および特定疾患処方管理加算を算定したところ，算定要件に合致しないとしてD査定された事例です。

　特定疾患療養管理料は，別に厚生労働大臣が定める疾患（表）を主病とする患者に対して，治療計画に基づき療養上の管理を行った場合に，月2回算定できる医学管理料です。特定疾患処方管理加算は，処方箋料の加算であり，対象疾患は特定疾患療養管理料と同様です。

　当該事例の傷病名を確認すると，「境界型糖尿病」が主病となっています。表の，別に厚生労働大臣が定める疾患の中には「糖尿病」があります。医事課職員は「境界型糖尿病」にも「糖尿病」とついているため，該当するだろうと考えて算定したようです。しかしながら，境界型糖尿病は血糖値が正常より高いものの，まだ糖尿病と診断されるほどではない状態です。つまり，「糖尿病」ではないということになります。

　以上のことから，「境界型糖尿病」は特定疾患療養管理料および特定疾患処方管理加算の対象患者ではない，として査定された事例となります。

　特定疾患療養管理料および特定疾患処方管理加算は，別に厚生労働大臣が定める疾患の確定診断がなければ，対象患者にはなりません。本事例のような確定診断に至らない病名や疑い病名は算定対象外となるため，病名確認時に注意が必要です。

表　特定疾患療養管理料が算定できる，厚生労働大臣が定める31疾患

- 結核
- 悪性新生物
- 甲状腺障害，処置後甲状腺機能低下症
- 糖尿病
- スフィンゴリピド代謝障害およびその他の脂質蓄積障害，ムコ脂質症，リポ蛋白代謝障害およびその他の脂（質）血症，リポジストロフィー，ローノア・ベンソード腺脂肪腫症
- 高血圧性疾患
- 虚血性心疾患，不整脈，心不全
- 脳血管疾患，一過性脳虚血発作および関連症候群
- 単純性慢性気管支炎および粘液膿性慢性気管支炎，詳細不明の慢性気管支炎，その他の慢性閉塞性肺疾患，肺気腫，喘息，喘息発作重積状態，気管支拡張症
- 胃潰瘍，十二指腸潰瘍，胃炎および十二指腸炎
- 肝疾患（経過が慢性なものに限る），慢性ウイルス肝炎
- アルコール性慢性膵炎，その他の慢性膵炎
- 思春期早発症，性染色体異常

5 特定疾患療養管理料：
初診料算定日から1月以内に算定した事例

令和5年4月分	
傷病名	(1) 糖尿病 (主)
診療開始日	令和5年3月15日
当月受診日	10日, 16日

査定前

(11) 再診料	73点×2
(13) 特定疾患療養管理料 (診療所)	225点×2
(80) 処方箋料 (リフィル以外・その他)	68点×2
特定疾患処方管理加算1 (処方箋料)	18点×2

 このレセプトの問題点は？

査定後

(11) 再診料	73点×2
(13) 特定疾患療養管理料 (診療所)	225点×~~2~~ → (査定事由：D)
(80) 処方箋料 (リフィル以外・その他)	68点×2
特定疾患処方管理加算1 (処方箋料)	18点×2

特定疾患療養管理料がD査定された事例です。

特定疾患療養管理料は，別に厚生労働大臣が定める疾患（☞2章2-4「特定疾患療養管理料：対象の傷病名がなかった事例」，27頁，表参照）を主病とする患者に対して，治療計画に基づき療養上の管理を行った場合に，月2回に限り算定できる診療報酬です。

本事例では，特定疾患療養管理料の対象である「糖尿病」が主病の患者であり，算定上問題ないようにみえます。しかしながら，当該患者の受診日をみてみると4月10日と16日であり，うち，4月10日は診療開始日（初診料算定日）である3月15日から1月以内です。

特定疾患療養管理料は，初診料算定日およびその1月^注以内に行った管理の費用は初診料に含まれるものとされています。

注：1月の期間の計算は，たとえば2月10日～3月9日，9月15日～10月14日などと数えます。

本事例は，この要件に適合しないものとして，4月10日受診時の特定疾患療養管理料が査定されたケースです。

なお，処方箋料の加算である特定疾患処方管理加算は，特定疾患療養管理料と同様の対象疾患の患者に対し，薬剤の処方を行った場合に算定可能な加算です。当該加算については，特定疾患療養管理料とは異なり，初診算定日から算定可能であるため，算定漏れに注意が必要です。

6 特定疾患療養管理料： 併算定不可の診療報酬を 算定していた事例

令和5年7月分	
傷病名	(1) 糖尿病 (主)

査定前

(13) 特定疾患療養管理料 (診療所)	225点×1
(14) 在宅自己注射指導管理料 (1以外) (月28回以上)	750点×1
(80) 処方箋料 (リフィル以外・その他)	68点×1
特定疾患処方管理加算2 (処方箋料)	66点×1
【処方内容】	ノボラピッド®注フレックスタッチ　3筒 1日2回　朝夕食前30分以内　朝13単位　夕13単位

 このレセプトの問題点は?

査定後

(13) ~~特定疾患療養管理料 (診療所)~~	~~225点×1~~ (査定事由：D)
(14) 在宅自己注射指導管理料 (1以外) (月28回以上)	750点×1
(80) 処方箋料 (リフィル以外・その他)	68点×1
特定疾患処方管理加算2 (処方箋料)	66点×1
【処方内容】	ノボラピッド®注フレックスタッチ　3筒 1日2回　朝夕食前30分以内　朝13単位　夕13単位

解説「在宅療養指導管理料と，一部の医学管理等および心身医学療法は併算定できない」

　在宅自己注射指導管理料を算定している患者に対し特定疾患療養管理料を算定したところ，算定要件に合致しないとしてD査定された事例です。

　在宅自己注射指導管理料は，厚生労働大臣が定める注射薬の自己注射を行っている患者に対し，指導管理を行った場合に算定できる在宅療養指導管理料です。

　本事例をみると，厚生労働大臣が定める疾患（☞2章2-4「特定疾患療養管理料：対象の傷病名がなかった事例」，27頁，表参照）である「糖尿病」を主病とする患者に対し，療養上必要な管理を行って特定疾患療養管理料を算定し，厚生労働大臣が定める注射薬であるインスリン製剤について指導管理を行って在宅自己注射指導管理料を算定しています。特定疾患療養管理料，在宅自己注射指導管理料ともに算定要件を満たしており，問題ないようにみえます。

　しかしながら，「特掲診療料に関する通則」には，一部の医学管理料と在宅療養指導管理料，心身医学療法は「特に規定する場合^注を除き同一月に算定できない」旨の記載があります（表）。

　注：B001「7」難病外来指導管理料とC101在宅自己注射指導管理料「2」1以外の場合は併算定可能。

　特定疾患療養管理料と在宅自己注射指導管理料は，同一月に算定できない診療報酬であり，特定疾患療養管理料が査定されてしまった事例となります。

　このように，在宅療養指導管理料を算定している患者は，算定できる医学管理料と算定できない医学管理料があるため，注意が必要です。

表　同一月に併算定できない診療報酬

B000	特定疾患療養管理料		C107-2	在宅持続陽圧呼吸療法指導管理料
B001「1」	ウイルス疾患指導料		C107-3	在宅ハイフローセラピー指導管理料
B001「4」	小児特定疾患カウンセリング料		C108	在宅悪性腫瘍等患者指導管理料
B001「5」	小児科療養指導料		C108-2	在宅悪性腫瘍患者共同指導管理料
B001「6」	てんかん指導料		C109	在宅寝たきり患者処置指導管理料
B001「7」	難病外来指導管理料		C110	在宅自己疼痛管理指導管理料
B001「8」	皮膚科特定疾患指導管理料		C110-2	在宅振戦等刺激装置治療指導管理料
B001「17」	慢性疼痛疾患管理料		C110-3	在宅迷走神経電気刺激治療指導管理料
B001「18」	小児悪性腫瘍患者指導管理料		C110-4	在宅仙骨神経刺激療法指導管理料
B001「21」	耳鼻咽喉科特定疾患指導管理料		C110-5	在宅舌下神経電気刺激療法指導管理料
C100	退院前在宅療養指導管理料		C111	在宅肺高血圧症患者指導管理料
C101	在宅自己注射指導管理料		C112	在宅気管切開患者指導管理料
C101-2	在宅小児低血糖症患者指導管理料		C112-2	在宅喉頭摘出患者指導管理料
C101-3	在宅妊娠糖尿病患者指導管理料		C114	在宅難治性皮膚疾患処置指導管理料
C102	在宅自己腹膜灌流指導管理料		C116	在宅植込型補助人工心臓（非拍動流型）
C102-2	在宅血液透析指導管理料			指導管理料
C103	在宅酸素療法指導管理料		C117	在宅経腸投薬指導管理料
C104	在宅中心静脈栄養法指導管理料		C118	在宅腫瘍治療電場療法指導管理料
C105	在宅成分栄養経管栄養法指導管理料		C119	在宅経肛門的自己洗腸指導管理料
C105-2	在宅小児経管栄養法指導管理料		C120	在宅中耳加圧療法指導管理料
C105-3	在宅半固形栄養経管栄養法指導管理料		C121	在宅抗菌薬吸入療法指導管理料
C106	在宅自己導尿指導管理料		I004	心身医学療法
C107	在宅人工呼吸指導管理料			

7 特定薬剤治療管理料1：
採血料を算定していた事例

令和5年4月分	
傷病名	(1) てんかん (主)

査定前

(13) 特定薬剤治療管理料1	470点×1
(ロ) てんかん患者で抗てんかん剤を投与	68点×1
特定薬剤治療管理料初回算定日：	令和5年4月3日
テグレトール®	
(60) 末梢血液一般検査	21点×1
グルコース	11点×1
血液学的検査判断料	125点×1
生化学的検査(1)判断料	144点×1
B-V	30点×1

⬇ **このレセプトの問題点は？**

査定後

(13) 特定薬剤治療管理料1	470点×1
(ロ) てんかん患者で抗てんかん剤を投与	68点×1
特定薬剤治療管理料初回算定日：	令和5年4月3日
テグレトール®	
(60) 末梢血液一般検査	21点×1
グルコース	11点×1
血液学的検査判断料	125点×1
生化学的検査(1)判断料	144点×1
~~B-V~~	~~30点×1~~ (査定事由：D)

解説 「血液採取の費用は特定薬剤治療管理料に含まれる」

てんかん患者に対し，薬剤の血中濃度を測定したため，特定薬剤治療管理料1を算定したところ，血液採取が算定要件に合致しないとしてD査定された事例です。

特定薬剤治療管理料1は，ジギタリス製剤または抗てんかん剤などを投与している患者に対し，投与薬剤の血中濃度を測定し，投与量を精密に管理した場合に月1回算定できる医学管理料です。薬剤の血中濃度を測定するためには，当然ながら採血が必要であるため，血液採取の手技料を算定しても問題ないようにみえます。

しかしながら，特定薬剤治療管理料1の算定要件には以下の記載があります。

当該管理料には，薬剤の血中濃度測定，当該血中濃度測定に係る採血及び測定結果に基づく投与量の管理に係る費用が含まれる（後略）

つまり，特定薬剤治療管理料1を算定する場合は血液採取の手技料は算定できないため，本事例はこの要件に基づいて血液採取の手技料が査定された事例となります。

なお，本事例では特定薬剤治療管理料1算定日と同日に別の血液検査が行われているため，「その分の血液採取の手技料は算定してよいのでは？」と考える方もいますが，血中濃度測定と同じ検体を用いた場合は算定できないため，注意が必要です。

レセプトコンピューターによっては，血液検査の項目を入力すると血液採取の手技料が自動入力される設定になっているケースも見受けられます。この場合，算定要件に合致しない手技料が入力されていることに気づかず，そのままレセプトを提出し，査定されてしまうといった事例が散見されます。自動入力は便利な機能ではありますが，自動入力によって査定が増えてしまっては元も子もありません。自動入力に起因して査定が発生している場合は，自動入力の設定を今一度見直しをすることも，査定対策のひとつとなります。

また，本事例は特定薬剤治療管理料1でしたが，悪性腫瘍特異物質治療管理料においても同様の考え方であり，血液採取の手技料が算定できませんので，こちらもご注意下さい。

8 診療情報提供料（Ⅰ）認知症専門医療機関連携加算：認知症病名がない患者に算定していた事例

令和4年11月分	
傷病名	(1) 高血圧症 (2) 痔核 (3) 不眠症 (4) 便秘症

査定前

(12) 再診料	73点×1
外来管理加算	52点×1
(13) 特定疾患療養管理料（診療所）	225点×1
診療情報提供料(1)	250点
認知症専門医療機関連携加算	50点×1
情報提供先（診療情報提供料(1)）：	A病院
（算定日）11月29日	

⬇ **このレセプトの問題点は？**

査定後

(12) 再診料	73点×1
外来管理加算	52点×1
(13) 特定疾患療養管理料（診療所）	225点×1
診療情報提供料(1)	250点
~~認知症専門医療機関連携加算~~	~~50点×1~~ (査定事由：D)
情報提供先（診療情報提供料(1)）：	A病院
（算定日）11月29日	

「認知症専門医療機関連携加算は認知症の確定診断を受けた患者が対象」

　診療情報提供料（Ⅰ）の加算である認知症専門医療機関連携加算を算定したところ，算定要件に合致しないとしてD査定された事例です。

　本事例は，もともと通院していた患者が，認知症専門医療機関（以下，「A病院」とする）にて認知症と診断され，経過をみていたところ，認知症の症状に増悪がみられたためA病院に紹介し，診療情報提供料（Ⅰ）とその加算である認知症専門医療機関連携加算を算定したものです。

　認知症専門医療機関連携加算の注意書きとして診療情報提供料（Ⅰ）注11には，以下の記載があります。

保険医療機関が，認知症の専門医療機関において既に認知症と診断された患者であって入院中の患者以外のものについて症状が増悪した場合に，当該患者又はその家族等の同意を得て，当該専門医療機関に対して，診療状況を示す文書を添えて当該患者の紹介を行った場合は，認知症専門医療機関連携加算として，50点を所定点数に加算する。

　本事例は，前述の通り，既にA病院にて認知症と診断された患者について，症状が増悪したためにA病院へ紹介を行っており，この要件を満たしています。しかしながら，レセプトの傷病名をみると「認知症」の病名がありません。

　つまり，要件の「既に認知症と診断された患者であって」の部分を満たしていないものとして査定された事例です。実際には要件を満たしているにもかかわらず，レセプト上からそのことが読み取れなかったために査定された，非常にもったいない事例でした。

　自院で行った診療行為に対しては病名をつけるものの，他院で診断を受けた病名まではつけていない医療機関はよくみられます。他院で診断を受けた病名すべてをつける必要はありませんが，診療情報提供書に記載されている病名のうち，今後の診療に影響するものに関しては，つけておくことが重要です。

9 薬剤情報提供料：
月2回算定していた事例

令和5年3月分	
傷病名	(1)腰痛症
当月受診日	6日, 13日

査定前

(12) 再診料	73点×2
外来管理加算	52点×2
(13) 薬剤情報提供料	10点×2
(20) 調剤料(内服薬・浸煎薬・屯服薬)	11点×2
処方料(その他)	42点×2
【処方内容】	6日：ロキソニン®錠60mg　3錠　7日分 13日：ロキソニン®錠60mg　3錠　7日分

このレセプトの問題点は?

査定後

(12) 再診料	73点×2
外来管理加算	52点×2
(13) 薬剤情報提供料	10点×2→1 (査定事由：D)
(20) 調剤料(内服薬・浸煎薬・屯服薬)	11点×2
処方料(その他)	42点×2
【処方内容】	6日：ロキソニン®錠60mg　3錠　7日分 13日：ロキソニン®錠60mg　3錠　7日分

「薬剤情報提供料の算定は月1回に限る（処方内容に変更がある場合を除く）」

本事例は，腰痛症にて当月に2回来院した患者に対し，処方した薬剤の名称，用法，用量，副作用および相互作用に関する主な情報などを文書により提供し，薬剤情報提供料を来院の都度算定したところ，2回のうち1回が不必要としてD査定されました。

薬剤情報提供料の算定要件をみると，以下の記載がありました。

薬剤情報提供料は入院中の患者以外の患者に対して，処方した薬剤の名称（一般名又は商品名），用法，用量，効能，効果，副作用及び相互作用に関する主な情報を，当該処方に係る全ての薬剤について，文書（薬袋等に記載されている場合も含む）により提供した場合に月1回に限り所定点数を算定する。

本事例は，この算定要件を満たしていないものとして査定されたものです。

なお，薬剤情報提供料の算定要件には以下の記載もあります。

処方の内容に変更があった場合については，その都度薬剤情報提供料を算定できる。ただし，薬剤の処方日数のみの変更の場合は，薬剤情報提供料は算定できない。

本事例では該当しませんが，同様の薬剤であっても，投与量の変更（3錠→6錠）や，剤形の変更（錠剤→細粒）といった変更をした場合は，処方の内容に変更があったとして，月2回目であっても算定が可能です。このように，算定回数に定めがある場合でも例外となるケースもあるため，算定誤りや算定漏れを防ぐためにも算定要件の正しい理解が必要です。

10 在宅患者訪問診療料（Ⅰ）：初回の訪問診療で算定していた事例

令和4年11月分	
傷病名	(1) 筋萎縮性側索硬化症
診療開始日	令和4年11月17日

査定前

(11) 初診料	288点×1
(14) 在宅患者訪問診療料（Ⅰ）1（同一建物居住者以外）	888点×1
(算定日) 17日	

 このレセプトの問題点は?

査定後

(11) 初診料	288点×1
(14) 在宅患者訪問診療料（Ⅰ）1（同一建物居住者以外） 888点×1	
	(査定事由：D)
(算定日) 17日	

「初回の訪問診療では在宅患者訪問診療料は算定できない」

　他院より在宅医療の必要性のある患者を紹介されたため，訪問診療を実施。初診であったため，初診料と在宅患者訪問診療料（Ⅰ）を算定したところ，在宅患者訪問診療料（Ⅰ）が算定要件に合致していないとしてＤ査定された事例です。

　在宅患者訪問診療料は，通院が困難な在宅療養患者に対し，保険医療機関が計画的・定期的に訪問して診療を行うことを評価した診療報酬です。

　在宅患者訪問診療料の算定要件には，以下の記載があります。

「1」は，1人の患者に対して1つの保険医療機関の保険医の指導管理の下に継続的に行われる訪問診療について，1日につき1回に限り算定するが，区分番号「A000」初診料を算定した初診の日には算定できない。（後略）

　本事例は，初診料を算定しているにもかかわらず，在宅患者訪問診療料を算定しているため，算定要件に合致していないとして査定された事例になります。

　「初回（初診）の訪問診療で在宅患者訪問診療料を算定できないのであれば，何を算定したらよいのか？」

　これは在宅医療を提供する医療機関からよく受ける質問です。前述の通り，在宅患者訪問診療料は，計画的・定期的な訪問診療を評価した診療報酬であるため，初回の訪問診療では算定することができません。

　では何を算定するのかというと，「初診料＋往診料」を算定することになります。

　往診料の算定要件には，以下の記載があります。

往診料は，患者又は家族等患者の看護等に当たる者が，保険医療機関に対し電話等で直接往診を求め，当該保険医療機関の医師が往診の必要性を認めた場合に，可及的速やかに患家に赴き診療を行った場合に算定できるものであり，定期的ないし計画的に患家又は他の保険医療機関に赴いて診療を行った場合には算定できない。

　「可及的速やか」とあるため，求めがあれば即座に行かなければならないと思いがちですが，往診の日時については依頼の詳細に応じて，医師が医学的に判断することができます。

　よって，患者または家族などからの往診の求めがあり，その内容をもとに医師が医学的に往診に行く日時を判断していれば，往診料は算定可能ということになります。

初回（初診）から訪問診療を行う場合は初診料＋往診料を算定し，2回目以降は在宅患者訪問診療料で算定します。在宅医療を提供する医療機関で押さえて頂きたいポイントです。

コラム

訪問診療と往診

　医療機関の方から在宅医療の診療報酬に関する質問を受ける際，「訪問診療」と「往診」という言葉を混同して使用されているケースをよく見かけます。「往診とおっしゃいましたが，訪問診療ではなく往診でお間違いないですか？」と確認すると，「あ，訪問診療でした！」と言われることもしばしばです。

　では，「訪問診療」と「往診」は何が違うのでしょうか。医師が患家を訪問して診療するという点は変わりませんが，一番の違いは計画性の有無です。

　「訪問診療」は患者の状態をふまえた計画を立て，毎週〇曜日〇時というように定期的に患家を訪問し，診察や処置，指導などを行います。一方で，「往診」は状態の急変などにより，患者などから求めがあった場合に患家を訪問し，応急的な診療や処置などを行います。

　そのほかにも，算定できる加算や算定できる回数などの違いもあります。主な相違点は表をご参照下さい。

表　訪問診療と往診の主な相違点

	訪問診療	往診
基本性格	計画的な医学管理の下に定期的に訪問して診療	患者などからの求めにより患家へ赴く
訪問時間帯による加算	なし	緊急往診加算 夜間・休日往診加算 深夜往診加算
在宅ターミナルケア加算	あり	なし
初診料・再診料の併算定	不可	可
週の訪問回数	週3回まで（末期の悪性腫瘍などの患者を除く）	制限なし
1日の算定回数	1日1回のみ	1日2回以上算定可
同意書の作成	必要	不要

　頭では違いを理解していても，言いやすさからついつい「往診」と言ってしまうこともあるかもしれませんが，「訪問診療」と「往診」は明確に異なりますので，支払基金や厚生局などへ質問等される際は，注意が必要です。

11 在宅患者訪問診療料（Ⅰ）： 週4日以上の訪問診療が 査定された事例

令和5年4月分

査定前

(14) 在宅患者訪問診療料（Ⅰ）1（同一建物居住者以外）　888点×9

(算定日) 5日, 12日, 17日, 19日, 21日, 24日, 26日, 27日, 28日

 このレセプトの問題点は？

査定後

(14) 在宅患者訪問診療料（Ⅰ）1（同一建物居住者以外）　888点×9→8
　　　　　　　　　　　　　　　　　　　　　　　　　　　（査定事由：D）

(算定日) 5日, 12日, 17日, 19日, 21日, 24日, 26日, 27日, ~~28日~~

解説 「週4日以上の訪問診療が必要である場合はその必要性等の記載が必要」

　週1回訪問診療を行っていた患者の状態が悪化したため，訪問診療の計画を見直し，頻回の訪問診療を行ったところ，算定要件に合致していないとして，在宅患者訪問診療料（Ⅰ）が1日分D査定となった事例です。

　在宅患者訪問診療料（Ⅰ）の要件には厚生労働大臣が定める疾病等（表）の患者に対する場合を除き，「週3回に限り算定する」とあります（ここでの1週間は日曜日から土曜日までを指します）。

表　厚生労働大臣が定める疾病等

- 末期の悪性腫瘍
- 多発性硬化症
- 重症筋無力症
- スモン
- 筋萎縮性側索硬化症
- 脊髄小脳変性症
- ハンチントン病
- 進行性筋ジストロフィー症
- パーキンソン病関連疾患〔進行性核上性麻痺，大脳皮質基底核変性症，パーキンソン病（ホーエン・ヤールの重症度分類がステージ3以上かつ生活機能障害度がⅡ度又はⅢ度のものに限る）〕
- 多系統萎縮症（線条体黒質変性症，オリーブ橋小脳萎縮症，シャイ・ドレーガー症候群）
- プリオン病
- 亜急性硬化性全脳炎
- ライソゾーム病
- 副腎白質ジストロフィー
- 脊髄性筋萎縮症
- 球脊髄性筋萎縮症
- 慢性炎症性脱髄性多発神経炎
- 後天性免疫不全症候群
- 頸髄損傷
- 人工呼吸器を使用している状態

本事例における在宅患者訪問診療料（Ⅰ）の算定日は以下の通りです（〇囲みの数字はその週における在宅患者訪問診療料（Ⅰ）の算定回数）。

日	月	火	水	木	金	土
						1
2	3	4	5 算定①	6	7	8
9	10	11	12 算定①	13	14	15
16	17 算定①	18	19 算定②	20	21 算定③	22
23	24 算定①	25	26 算定②	27 算定③	28 算定④ （D査定）	29
30						

23日の週をみると，週4日の訪問診療（算定）が実施されています。

前述の算定要件に基づき，4回目の算定に当たる28日の在宅患者訪問診療料（Ⅰ）が査定となったのです。

しかしながら，在宅患者訪問診療料（Ⅰ）の算定要件の中には以下の記載もあります。

保険医療機関が，診療に基づき，患者の急性増悪等により一時的に頻回の訪問診療を行う必要性を認め，計画的な医学的管理の下に，在宅での療養を行っている患者であって通院が困難なものに対して訪問診療を行った場合は，（中略）1月に1回に限り，当該診療の日から14日以内に行った訪問診療については14日を限度として算定する。

ただし，当該要件を適用するためには，「当該訪問診療が必要な旨」「当該訪問診療の必要を認めた日」「当該訪問診療を行った日」をレセプトに記載する必要があります。

本事例は患者の状態が悪化し，やむをえず週4回以上の訪問診療となったため，当該要件の対象であり，必要な記載事項がレセプトに記載されていれば防ぐことができた事例でした。

12 在宅患者訪問点滴注射管理指導料：週3日以上の点滴が実施できなかった事例

令和4年10月分

査定前

(14) 在宅患者訪問点滴注射管理指導料 (19日)	100点×1
ポタコール®R輸液　250mL　1袋 (薬価省略)×2	
訪点	
点滴注射年月日 (在宅患者訪問点滴注射管理指導料)：令和4年10月18日 令和4年10月19日	
在宅患者訪問点滴注射管理指導料 (26日)	100点×1
ポタコール®R輸液　250mL　1袋 (薬価省略)×3	
訪点	
点滴注射年月日 (在宅患者訪問点滴注射管理指導料)：令和4年10月24日 令和4年10月25日 令和4年10月26日	

▼ **このレセプトの問題点は?**

査定後

(14) 在宅患者訪問点滴注射管理指導料 (19日)	100点×1 (査定事由：D)
ポタコール®R輸液　250mL　1袋 (薬価省略)×2	
訪点	
点滴注射年月日 (在宅患者訪問点滴注射管理指導料)：令和4年10月18日 令和4年10月19日	
在宅患者訪問点滴注射管理指導料 (26日)	100点×1
ポタコール®R輸液　250mL　1袋 (薬価省略)×3	
訪点	
点滴注射年月日 (在宅患者訪問点滴注射管理指導料)：令和4年10月24日 令和4年10月25日 令和4年10月26日	

「在宅患者訪問点滴注射管理指導料は週3日以上点滴注射を行った場合に算定」

　在宅患者訪問点滴注射管理指導料を2回算定したところ，算定要件に合致していないとしてうち1回がD査定された事例です。

　在宅患者訪問点滴注射管理指導料は，訪問看護を受けている患者に対し，当該患者に対する診療を担う医師の診療に基づき週3日以上の点滴注射を行う必要を認めたものについて，在宅患者訪問点滴注射指示書を交付し，必要な管理指導を行った場合に週1回算定できる診療報酬です。

　本事例の訪問点滴（訪点）の実施状況は以下の通りです。

	日	月	火	水	木	金	土
予定	16	17 ○	18 ○	19 （算定日） ○	20	21	22
実績		×	○	○			
予定	23	24	25	26 （算定日） ○	27	28	29
実績		○	○	○			

　訪問点滴の指示は，16日の週，23日の週ともに週3日出ていますが，訪問点滴の実施は16日の週が2日（17日は患者の状態が悪化したため訪問点滴が実施できず），23日の週は3日となっています。

　在宅患者訪問点滴注射管理指導料の算定要件には，以下の記載があります。

　在宅患者訪問点滴注射管理指導料は，在宅での療養を行っている患者であって，通院困難な者について，当該患者の在宅での療養を担う保険医の診療に基づき，週3日以上の点滴注射を行う必要を認め，当該保険医療機関の看護師又は准看護師（以下この項において「看護師等」という。）に対して指示を行い，その内容を診療録に記載した場合又は指定訪問看護事業者に別紙様式16，別紙様式17の2又は別紙様式18を参考に作成した在宅患者訪問点滴注射指示書に有効期間（7日以内に限る。）及び指示内容を記載して指示を行った場合において，併せて使用する薬剤，回路等，必要十分な保険医療材料，衛生材料を供与し，1週間（指示を行った日から7日間）のうち3日以上看護師等が患家を訪問して点滴注射を実施した場合に3日目に算定する。なお，算定要件となる点滴注射は，看護師等が実施した場合であり，医師が行った点滴注射は含まれない。

つまり，算定に当たっては，週に3日以上の点滴注射の実施が必要となります。

　本事例は，週3日以上の指示は出ていたものの，17日は患者の状態が悪化したため，訪問点滴が実施できず，結果として週2日の訪問点滴となったため，この要件を満たしていないとして査定された事例となります。

　なお，本事例のように結果として点滴注射の実施が週2日以下になった場合においても，使用した薬剤料は算定可能です（レセプトにその旨の記載は必要）。

13 訪問看護指示料：
月2回以上算定していた事例

令和4年11月分	
傷病名	(1) 末期胃癌 (主)

査定前

(14) 訪問看護指示料	300点×2
(算定日) 11日	

 このレセプトの問題点は?

査定後

(14) 訪問看護指示料	300点×2→1 (査定事由：D)
(算定日) 11日	

解説 「訪問看護指示料の算定は月1回」

　訪問看護指示料を同月内に2回算定したところ，そのうち1回が算定要件に合致していないとしてD査定された事例です。

　訪問看護指示料の注意書きには以下の記載があります。

当該患者に対する診療を担う保険医療機関の保険医が，診療に基づき指定訪問看護事業者（介護保険法第41条第1項に規定する指定居宅サービス事業者若しくは同法第53条第1項に規定する指定介護予防サービス事業者（いずれも訪問看護事業を行う者に限る。）又は健康保険法第88条第1項に規定する指定訪問看護事業者をいう。）からの指定訪問看護の必要を認め，又は，介護保険法第42条の2第1項に規定する指定地域密着型サービス事業者（定期巡回・随時対応型訪問介護看護又は複合型サービスを行う者に限る。）からの指定定期巡回・随時対応型訪問介護看護又は指定複合型サービス（いずれも訪問看護を行うものに限る。）の必要を認め，患者の同意を得て当該患者の選定する訪問看護ステーション等に対して，訪問看護指示書を交付した場合に，<u>患者1人につき月1回に限り算定する</u>。

　本事例の患者は，在宅患者訪問診療料（Ⅰ）の要件となる厚生労働大臣が定める疾病等（☞2章3-11「在宅患者訪問診療料（Ⅰ）：週4日以上の訪問診療が査定された事例」，43頁，表参照）のうち「末期の悪性腫瘍」に該当しており，2箇所の訪問看護ステーションから訪問看護を受けていました。当該医療機関は，その2箇所の訪問看護ステーションそれぞれへ訪問看護指示書を交付したため，訪問看護指示料を2回算定していたものでした。

　しかしながら，前述の注意書きの通り，訪問看護指示料は「患者1人につき月1回に限り算定」であるため，この算定要件に合致していないとして1回が査定された事例となります。

　通常は1人の患者に対し，1箇所の訪問看護ステーションが訪問看護を提供しますが，本事例のように厚生労働大臣が定める疾病等の患者については，<u>複数箇所の訪問看護ステーションが訪問看護を提供するケースもあるため，注意が必要です</u>。

14 在宅自己注射指導管理料(在宅療養指導管理料):在宅療養指導管理を同一月に2以上行っていた事例

令和4年11月分	
傷病名	(1) 糖尿病 (主)
	(2) 慢性心不全

査定前

(14) 在宅自己注射指導管理料 (1以外) (月28回以上)	750点×1
血糖自己測定器加算 (60回以上) (1型糖尿病の患者等を除く)	830点×1
在宅酸素療法指導管理料 (その他)	2,400点×1
酸素ボンベ加算 (携帯用酸素ボンベ)	880点×1
酸素濃縮装置加算	4,000点×1
在宅酸素療法材料加算 (その他)	100点×1

 このレセプトの問題点は?

査定後

(14) ~~在宅自己注射指導管理料 (1以外) (月28回以上)~~	~~750点×1~~
	(査定事由：D)
血糖自己測定器加算 (60回以上) (1型糖尿病の患者等を除く)	830点×1
在宅酸素療法指導管理料 (その他)	2,400点×1
酸素ボンベ加算 (携帯用酸素ボンベ)	880点×1
酸素濃縮装置加算	4,000点
在宅酸素療法材料加算 (その他)	100点×1

「在宅療養指導管理を同一月に2以上行った場合，主たるもののみ算定する」

在宅自己注射指導管理料が算定要件に合致していないとしてD査定された事例です。

当該患者は，もともと糖尿病で通院，インスリンの自己注射を実施しており，医師が療養上の指導を行っていたため，在宅自己注射指導管理料および関連する加算を算定していた方でした。

通院しているうちに，慢性心不全が悪化，呼吸機能の低下がみられたため，在宅酸素療法を導入。在宅酸素療法に関する療養上の指導を行い，在宅酸素療法指導管理料および関連する加算を算定していたものでした。

しかしながら，在宅療養指導管理料の通則には以下の記載があります。

同一の患者に対して，本款各区分に掲げる在宅療養指導管理料に規定する在宅療養指導管理のうち2以上の指導管理を行っている場合は，主たる指導管理の所定点数のみにより算定する。

この通則により，主たる指導管理ではないと判断された「在宅自己注射指導管理料」が査定されたケースです（表1の例外あり）。

退院前在宅療養指導管理料を除き，1つの医療機関では1種類の在宅療養指導管理料しか算定できません。本事例のように2以上の在宅療養指導管理が行われた場合は，主たるほう（一般的に点数が高いほう）を算定することになります。

なお，指導管理が算定できないからそれに関連する在宅療養指導管理材料加算や薬剤・特定保険医療材料も一切算定できないと認識している医事課職員をみかけることがありますが，算定できない指導管理に関連する在宅療養指導管理材料加算や薬剤・特定保険医療材料は算定可能であるため，算定漏れには注意が必要です。

表1　在宅療養指導管理を同一月に2以上算定可能なケース

①	別の医療機関で別の在宅療養指導管理を算定している場合
②	在宅療養支援診療所・病院から紹介を受けた医療機関において，在宅療養支援診療所・病院で実施するものとは異なる在宅療養指導管理（表2を除く）を行った場合（紹介された月に限る。それ以降は不可）
③	15歳未満の人工呼吸器使用患者等に対し，在宅療養後方支援病院とその連携医療機関において異なる在宅療養指導管理（表2を除く）を行った場合（15歳未満の人工呼吸器使用患者等以外は不可）

表2　表1②③において併算定できない在宅療養指導管理料の組み合わせ

C102	在宅自己腹膜灌流指導管理料	C102-2	在宅血液透析指導管理料
C103	在宅酸素療法指導管理料	C107 C107-2 C107-3	在宅人工呼吸指導管理料 在宅持続陽圧呼吸療法指導管理料 在宅ハイフローセラピー指導管理料
C104	在宅中心静脈栄養法指導管理料	C105 C105-2	在宅成分栄養経管栄養法指導管理料 在宅小児経管栄養法指導管理料
C105	在宅成分栄養経管栄養法指導管理料	C105-2	在宅小児経管栄養法指導管理料
C105-2	在宅小児経管栄養法指導管理料	C105-3 C109	在宅半固形栄養経管栄養法指導管理料 在宅寝たきり患者処置指導管理料
C105-3	在宅半固形栄養経管栄養法指導管理料	C109	在宅寝たきり患者処置指導管理料
C107	在宅人工呼吸指導管理料	C107-2 C107-3	在宅持続陽圧呼吸療法指導管理料 在宅ハイフローセラピー指導管理料
C107-2	在宅持続陽圧呼吸療法指導管理料	C107-3	在宅ハイフローセラピー指導管理料
C108	在宅悪性腫瘍等患者指導管理料	C110	在宅自己疼痛管理指導管理料
C108-2	在宅悪性腫瘍患者共同指導管理料	C110	在宅自己疼痛管理指導管理料
C109	在宅寝たきり患者処置指導管理料	C114	在宅難治性皮膚疾患処置指導管理料

15 在宅自己注射指導管理料：初診日に算定した事例

令和4年12月分	
傷病名	(1) 糖尿病
診療開始日	令和4年12月9日

査定前

(11) 初診料	288点×1
(14) 在宅自己注射指導管理料（1以外）（月28回以上）	750点×1
ヒューマリン®N注ミリオペン®　1キット	
薬剤支給日数（在宅自己注射指導管理料）　30日分	
導入初期加算（在宅自己注射指導管理料）	580点×1

⬇ このレセプトの問題点は?

査定後

(11) 初診料	288点×1
(14) ~~在宅自己注射指導管理料（1以外）（月28回以上）~~	~~750点×1~~
~~ヒューマリン®N注ミリオペン®　1キット~~	
~~薬剤支給日数（在宅自己注射指導管理料）　30日分~~	
~~導入初期加算（在宅自己注射指導管理料）~~	~~580点×1~~
	（査定事由：D）

「在宅自己注射指導管理料は導入前に入院または2回以上の外来，往診もしくは訪問診療により，医師による十分な教育期間をとり，十分な指導を行うことが必要」

　初診時に在宅自己注射指導管理料および導入初期加算を算定したところ，算定要件に合致していないとしてD査定された事例です。

　当該患者は他院より糖尿病の継続診療で紹介。前医では内服薬の処方はされていたものの，血糖コントロールが不良であったため，ヒューマリン®N注ミリオペン®を処方し，自己注射に関する指導管理を行ったため，在宅自己注射指導管理料および導入初期加算を算定していました。

　しかしながら，在宅自己注射指導管理料の算定要件には以下の記載があります。

> 在宅自己注射の導入前に，入院又は2回以上の外来，往診若しくは訪問診療により，医師による十分な教育期間をとり，十分な指導を行った場合に限り算定する。(後略)

　本事例では，初診日に在宅自己注射指導管理料を算定しており，十分な教育期間および十分な指導ができていないとして査定されたケースとなります。なお，導入初期加算は，在宅自己注射指導管理料の査定に伴い査定されたものです。

　なお，本事例では該当しませんが，前医からの引き継ぎなどの場合は，前医にて十分な教育期間をとって指導ができているものとして，初診時から在宅自己注射指導管理料の算定が可能です（導入初期加算は前医から通算して3月間の算定となるため注意）。

　ただし，その場合においてはレセプトにその旨のコメントを入れていなければ査定される可能性があるため，注意が必要です。

「3月に3回に限り算定する」とは

在宅自己注射指導管理料の血糖自己測定器加算など，在宅療養指導管理材料加算の算定要件には「3月に3回に限り算定する」という記載があることがあります。この解釈について「よくわからない」といったご質問を受けることがあります。

ここでは，血糖自己測定器加算を例に説明します。

血糖自己測定器加算は，自己血糖測定器を使用し，血糖値を測定する患者に対して算定できる加算です。加算ですので，在宅自己注射指導管理料などの算定なく単独で算定することはできません。

しかしながら，インスリンの自己注射を行っている患者の中には，症状が落ち着いており，毎月受診する必要がなく，2カ月ごと，3カ月ごとに受診される方もいます。

前述した通り，血糖自己測定器加算は単独では算定できません。ということは，受診しなかった月は血糖自己測定器加算が算定できず，医療機関としては1カ月分より多く提供した材料費など（ここでは試験紙や電極など）は病院の持ち出しということになってしまいます。

そのような場合に活用できる算定方法が，この「3月に3回に限り算定する」です。

たとえば，前述の通り，症状が落ち着いた患者に対し，4月にインスリンと電極などを3カ月分処方したとします。その場合，4月に血糖自己測定器加算を3回分（3カ月分）まとめて算定することができるのです。

このように，毎月受診が必要ない患者に対しても提供した材料費などの分は算定できるように考慮された算定方法が「3月に3回に限り算定する」というものになります。

16 在宅自己注射指導管理料 導入初期加算／処方の変更に 該当しなかった事例

令和4年11月分	
傷病名	(1) 糖尿病

査定前

(12) 再診料	73点×1
外来管理加算	52点×1
(14) 在宅自己注射指導管理料 (1以外) (月28回以上)	750点×1
導入初期加算 (在宅自己注射指導管理料)	580点×1
トレシーバ®注フレックスタッチ®(薬価省略)×1	
薬剤支給日数 (在宅自己注射指導管理料)　30日分	

⬇ **このレセプトの問題点は?**

査定後

(12) 再診料	73点×1
外来管理加算	52点×1
(14) 在宅自己注射指導管理料 (1以外) (月28回以上)	750点×1
~~導入初期加算 (在宅自己注射指導管理料)~~	~~580点×1~~
	(査定事由:D)
トレシーバ®注フレックスタッチ®(薬価省略)×1	
薬剤支給日数 (在宅自己注射指導管理料)　30日分	

「在宅自己注射指導管理料 導入初期加算は別表第九に掲げる注射薬に変更があった場合にも算定できる」

インスリン製剤を投与している糖尿病患者に対し，在宅自己注射指導管理料の導入初期加算を算定したところ，算定要件に合致していないとしてD査定された事例です。

導入初期加算は，初回の指導月から起算して3月間算定できる加算です。また，処方内容に変更があった場合にも変更月に1回算定することができます。

本事例は，もともとインスリン グラルギンBS注を投与していましたが，トレシーバ®注フレックスタッチ®へ変更したため，処方内容に変更があったとして導入初期加算を算定していました。しかしながら，導入初期加算の算定要件には以下の記載があります。

『処方の内容に変更があった場合』とは，処方された特掲診療料の施設基準等の別表第九に掲げる注射薬に変更があった場合をいう。また，先行バイオ医薬品とバイオ後続品の変更を行った場合及びバイオ後続品から先行バイオ医薬品が同一であるバイオ後続品に変更した場合には算定できない。なお，過去1年以内に処方されたことがある特掲診療料の施設基準等の別表第九に掲げる注射薬に変更した場合は，算定できない。

ここでいう「別表第九」とは，次頁の表です。

本事例の場合，インスリン グラルギンBS注からトレシーバ®注フレックスタッチ®へ変更していますが，どちらも「別表第九」でいう「インスリン製剤」です。

このことから，「処方の内容に変更があった場合」には該当せず，査定された事例です。

なお，在宅自己注射を導入して3月以内に「処方の内容に変更があった場合」に該当した場合に，導入初期加算を月2回算定することはできないため，注意が必要です。

表　在宅自己注射指導管理料，間歇注入シリンジポンプ加算，持続血糖測定器加算及び注入器用注射針加算に規定する注射薬

- インスリン製剤
- 性腺刺激ホルモン製剤
- ヒト成長ホルモン剤
- 遺伝子組換え活性型血液凝固第Ⅶ因子製剤
- 遺伝子組換え型血液凝固第Ⅷ因子製剤
- 遺伝子組換え型血液凝固第Ⅸ因子製剤
- 乾燥濃縮人血液凝固第Ⅹ因子加活性化第Ⅶ因子製剤
- 乾燥人血液凝固第Ⅷ因子製剤
- 乾燥人血液凝固第Ⅸ因子製剤
- 顆粒球コロニー形成刺激因子製剤
- 性腺刺激ホルモン放出ホルモン剤
- ソマトスタチンアナログ
- ゴナドトロピン放出ホルモン誘導体
- グルカゴン製剤
- グルカゴン様ペプチド-1受容体アゴニスト
- ヒトソマトメジンC製剤
- インターフェロンアルファ製剤
- インターフェロンベータ製剤
- エタネルセプト製剤
- ペグビソマント製剤
- スマトリプタン製剤
- グリチルリチン酸モノアンモニウム・グリシン・L-システイン塩酸塩配合剤
- アダリムマブ製剤
- テリパラチド製剤
- アドレナリン製剤
- ヘパリンカルシウム製剤
- アポモルヒネ塩酸塩製剤
- セルトリズマブペゴル製剤
- トシリズマブ製剤
- メトレレプチン製剤
- アバタセプト製剤
- pH4処理酸性人免疫グロブリン（皮下注射）製剤
- アスホターゼ　アルファ製剤
- グラチラマー酢酸塩製剤

- セクキヌマブ製剤
- エボロクマブ製剤
- ブロダルマブ製剤
- アリロクマブ製剤
- ベリムマブ製剤
- イキセキズマブ製剤
- ゴリムマブ製剤
- エミシズマブ製剤
- イカチバント製剤
- サリルマブ製剤
- デュピルマブ製剤
- インスリン・グルカゴン様ペプチド-1受容体アゴニスト配合剤
- ヒドロコルチゾンコハク酸エステルナトリウム製剤
- 遺伝子組換えヒトvon Willebrand因子製剤
- ブロスマブ製剤
- メポリズマブ製剤
- オマリズマブ製剤
- テデュグルチド製剤
- サトラリズマブ製剤
- ガルカネズマブ製剤
- オファツムマブ製剤
- ボソリチド製剤
- エレヌマブ製剤
- アバロパラチド酢酸塩製剤
- カプラシズマブ製剤
- 乾燥濃縮人C1-インアクチベーター製剤
- フレマネズマブ製剤
- メトトレキサート製剤
- チルゼパチド製剤
- ビメキズマブ製剤
- ホスレボドパ・ホスカルビドパ水和物配合
- ペグバリアーゼ製剤
- ラナデルマブ製剤
- ネモリズマブ製剤

17 在宅酸素療法指導管理料：他医療機関にて算定していた事例

令和4年11月分	
傷病名	(1) 肺気腫 (主) (2) 慢性呼吸不全

査定前

(12) 再診料	73点×1
外来管理加算	52点×1
(14) 在宅酸素療法指導管理料 (その他)	2,400点
酸素ボンベ加算 (携帯用酸素ボンベ)	880点
酸素濃縮装置加算	4,000点
呼吸同調式デマンドバルブ加算	291点
在宅酸素療法材料加算 (その他)	100点

このレセプトの問題点は?

査定後

(12) 再診料	73点×1
外来管理加算	52点×1
(14) 在宅酸素療法指導管理料 (その他)	~~2,400点~~ (査定事由：D)
~~酸素ボンベ加算 (携帯用酸素ボンベ)~~	~~880点~~
~~酸素濃縮装置加算~~	~~4,000点~~
~~呼吸同調式デマンドバルブ加算~~	~~300点~~
~~在宅酸素療法材料加算 (その他)~~	~~100点~~

「同一の在宅療養指導管理を複数の保険医療機関で実施している場合，算定できるのは主たる指導管理を行っている保険医療機関のみ」

　在宅酸素療法指導管理料および関連する加算を算定したところ，算定要件に合致していないとしてD査定された事例です。

　当該査定について記載された増減点連絡書には，「在宅酸素療法指導管理料をAクリニックでも算定されています。2以上の保険医療機関で指導管理を行っている場合には，主たる指導管理を行っている保険医療機関での算定となりますので，両医療機関で調整の上再請求して下さい」というコメントが記載されていました。

　在宅療養指導管理料の算定要件には以下の記載があります。

　2以上の保険医療機関が同一の患者について同一の在宅療養指導管理料を算定すべき指導管理を行っている場合には，特に規定する場合を除き，主たる指導管理を行っている保険医療機関において当該在宅療養指導管理料を算定する。

　本事例の場合，Aクリニックから在宅酸素療法を実施している患者の紹介があったため，在宅酸素療法に関する指導管理を行い，当該管理料を算定したものの，紹介前にAクリニックが当該管理料を算定していたために，このような査定が発生してしまったのです。

　指導管理を行っていることを前提として，在宅酸素療法指導管理料については，基本的に業者へ酸素機器等の委託料を支払う医療機関側が当該管理料を請求することになります。

　本事例の場合，査定された月に関してはAクリニックで委託料を支払っていたため，当該管理料の請求はAクリニックとし，翌月以降は業者との契約を切り替えた上で，当院にて算定することとしました。

　在宅療養指導管理を実施している患者が紹介された場合，このような査定が散見されます。

　紹介患者に対して在宅療養指導管理料を算定する場合は，紹介元の医療機関に算定状況を確認するなどの対策が必要です。

18 時間外緊急院内検査加算：インフルエンザ検査で算定していた事例

令和4年11月分	
傷病名	(1) インフルエンザの疑い

査定前

(60) インフルエンザウイルス抗原定性	136点×1
鼻腔・咽頭拭い液採取	25点×1
免疫学的検査判断料	144点×1
時間外緊急院内検査加算	200点×1
検査開始日時（時間外緊急院内検査加算）：	26日13時1分

 このレセプトの問題点は？

査定後

(60) インフルエンザウイルス抗原定性	136点×1
鼻腔・咽頭拭い液採取	25点×1
免疫学的検査判断料	144点×1
~~時間外緊急院内検査加算~~	~~200点×1~~ (査定事由：D)
~~検査開始日時（時間外緊急院内検査加算）：~~	~~26日13時1分~~

「時間外緊急院内検査加算は検査機器などを用いた検体検査が対象」

　時間外に受診した患者に対し，インフルエンザ検査を実施したため，時間外緊急院内検査加算を算定したところ，算定要件に合致しないとしてD査定された事例です。

　時間外緊急院内検査加算は，診療時間外や休日，深夜に入院外の患者に対して緊急に検体検査を実施した場合に算定できる加算です。

　本事例をみると，診療時間外に検体検査であるインフルエンザ検査を実施しているため，一見問題ないようにみえます。

　しかしながら，時間外緊急院内検査加算の算定要件には以下の記載があります。

時間外緊急院内検査加算については，保険医療機関において，当該保険医療機関が表示する診療時間以外の時間，休日又は深夜に入院中の患者以外の患者に対して診療を行った際，医師が緊急に検体検査の必要性を認め，当該保険医療機関において，当該保険医療機関の従事者が当該保険医療機関内に具備されている検査機器等を用いて当該検体検査を実施した場合に限り算定できる。

　インフルエンザ検査は，鼻に綿棒を入れて鼻咽頭拭い液を採取し（図），採取した検体の付着した綿棒を検査薬に浸し，検査キットにその液体を乗せてウイルスの有無を判定します。

　検査キットを使用していることから，算定要件の「当該保険医療機関内に具備されている検査機

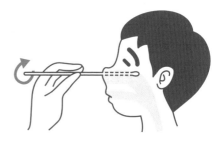

図　インフルエンザの迅速抗原検査

器等を用いて」という部分を満たしていないと判断され，査定された事例となります。

　本事例については，算定要件の解釈が地域によって異なり，査定されない地域もあるようです。この部分については審査基準の統一が求められるところではありますが，医療機関としては，同じ査定を繰り返さないように院内で情報共有することが対策として挙げられます。

19 外来迅速検体検査加算（検体検査料）：5項目以上算定していた事例

令和4年11月分	
傷病名	(1) 高血圧症 (2) 高コレステロール血症　など

査定前

(12) 再診料	73点×1
外来管理加算	52点×1
(60) Tcho　AST　ALT　CK　LD　TG 　　　LDL-コレステロール	93点×1
外来迅速検体検査加算　7項目	70点×1
B-V	37点×1
生化学的検査(1)判断料	144点×1

⬇ このレセプトの問題点は?

査定後

(12) 再診料	73点×1
外来管理加算	52点×1
(60) Tcho　AST　ALT　CK　LD　TG 　　　LDL-コレステロール	93点×1
外来迅速検体検査加算　7→5項目	70→50点×1 (査定事由：D)
B-V	37点×1
生化学的検査(I)判断料	144点×1

解説 「外来迅速検体検査加算は5項目が限度」

　外来迅速検体検査加算を7項目算定したところ，算定要件に合致していないとして5項目にD査定された事例です。

　外来迅速検体検査加算の算定要件には，以下の記載があります。

　外来迅速検体検査加算については，当日当該保険医療機関で行われた検体検査について，当日中に結果を説明した上で文書により情報を提供し，結果に基づく診療が行われた場合に，5項目を限度として，検体検査実施料の各項目の所定点数にそれぞれ10点を加算する。

　ここでの「検体検査」はすべての検体検査を指すわけではなく，別に厚生労働大臣が定めるもの(表)のみ対象となります。

　本事例をみると，7つの検査項目を実施しており，そのいずれもが外来迅速検体検査加算の対象となる検査です。

　しかしながら，前述の通り，外来迅速検体検査加算は5項目が限度であるため，5項目を超えた2項目分が査定されたものです。

　本事例は，入職して間もない医事課職員の認識誤りによるものでした。正しい知識の習得はもちろん必要ですが，レセプトチェッカーで外来迅速検体検査加算を5項目以上算定しようとした場合はエラーが出るようにカスタマイズするなど，システムによるチェック機能強化も対策として望まれる事例です。

　なお，検体検査実施料の加算として，ほかに時間外緊急院内検査加算があります。当該加算は，入院外の患者について，緊急のために保険医療機関が表示する診療時間以外の時間，休日または深夜において，当該保険医療機関内において検体検査を行った場合に算定できる加算です。当該加算は，外来迅速検体検査加算とは併算定ができないため，注意が必要です。

表　別に厚生労働大臣が定める「検体検査」

一	医科点数表区分番号「D000」に掲げる尿中一般物質定性半定量検査
二	医科点数表区分番号「D002」に掲げる尿沈渣（鏡検法）
三	医科点数表区分番号「D003」に掲げる糞便検査のうち次のもの 糞便中ヘモグロビン
四	医科点数表区分番号「D005」に掲げる血液形態・機能検査のうち次のもの 赤血球沈降速度測定（ESR） 末梢血液一般検査 ヘモグロビンA1c（HbA1c）
五	医科点数表区分番号「D006」に掲げる出血・凝固検査のうち次のもの プロトロンビン時間（PT） フィブリン・フィブリノゲン分解産物（FDP）定性 フィブリン・フィブリノゲン分解産物（FDP）半定量 フィブリン・フィブリノゲン分解産物（FDP）定量 Dダイマー
六	医科点数表区分番号「D007」に掲げる血液化学検査のうち次のもの 総ビリルビン 総蛋白 アルブミン（BCP改良法・BCG法） 尿素窒素 クレアチニン 尿酸 アルカリホスファターゼ（ALP） コリンエステラーゼ（ChE） γ-グルタミルトランスフェラーゼ（γ-GT） 中性脂肪 ナトリウムおよびクロール カリウム カルシウム グルコース 乳酸デヒドロゲナーゼ（LD） クレアチンキナーゼ（CK） HDL-コレステロール 総コレステロール アスパラギン酸アミノトランスフェラーゼ（AST） アラニンアミノトランスフェラーゼ（ALT） LDL-コレステロール グリコアルブミン
七	医科点数表区分番号「D008」に掲げる内分泌学的検査のうち次のもの 甲状腺刺激ホルモン（TSH） 遊離サイロキシン（FT4） 遊離トリヨードサイロニン（FT3）
八	医科点数表区分番号「D009」に掲げる腫瘍マーカーのうち次のもの 癌胎児性抗原（CEA） α-フェトプロテイン（AFP） 前立腺特異抗原（PSA） CA19-9
九	医科点数表区分番号「D015」に掲げる血漿蛋白免疫学的検査のうち次のもの C反応性蛋白（CRP）
一〇	医科点数表区分番号「D017」に掲げる排泄物，滲出物または分泌物の細菌顕微鏡検査のうち次のもの その他のもの

20 狭帯域光強調加算（検査）： 傷病名から有用性が認められ なかった事例

令和4年11月分	
傷病名	(1) 慢性胃炎

査定前

(60) EF－胃・十二指腸	1,140点
狭帯域光強調加算（検査）	200点

 このレセプトの問題点は?

査定後

(60) EF－胃・十二指腸	1,140点
~~狭帯域光強調加算（検査）~~	~~200点~~（査定事由：A）

解説

「狭帯域光強調加算は癌または癌の疑い患者に対して算定する」

　胃・十二指腸ファイバースコピー（EF）の狭帯域光強調加算が医学的に適応と認められないとしてA査定された事例です。

　本事例は，慢性胃炎の患者に上部内視鏡を実施した際に悪性病変を疑い，狭帯域光強調内視鏡（NBI，FICE，BLI）を用いて拡大内視鏡検査を行ったため，狭帯域光強調加算を算定していました。

　狭帯域光強調内視鏡を用いた拡大内視鏡検査は，狭帯域の照明光で観察する手法を併用した内視鏡検査で，粘膜表層の毛細血管やわずかな粘膜の肥厚，深部血管を強調し，食道病変，胃・十二指腸病変，大腸病変の視認性や表面微細構造，微小血管観察を向上させ，微小癌の発見や良性・悪性病変の鑑別に役立てるものです。

　つまり，小さな癌の鑑別を目的とした検査であり，癌または癌の疑いの病名が必要となります。

　しかしながら，本事例の傷病名をみてみると，「慢性胃炎」のみであり，癌または癌の疑い病名が付与されていません。このことから，医学的に有用性が認められないとして査定された事例となります。

　検査の結果，結果的に診断名がつかなかった場合においても，何を疑って検査が実施されたかがレセプト上伝わらなければ査定となってしまうため，注意が必要です。

　本事例の対策としては，狭帯域光強調加算を算定した場合，癌病名やその疑いが傷病名になければ，レセプトチェッカーでエラーが出るようにカスタマイズすることなどが有効です。人の目だけではどうしても漏れは発生してしまいます。漏れなく，かつ，効率的なレセプト業務が実施できるよう，レセプトチェッカーなどを活用することも査定対策のひとつです。

21 HbA1c：糖尿病疑い患者に連月算定していた事例

令和5年3月分	
傷病名	(1)心不全 (2)甲状腺機能低下症 (3)急性気管支炎 (4)糖尿病の疑い

査定前

(12) 再診料	73点×2
外来管理加算	52点×2
(60) 末梢血液一般検査	21点×1
HbA1c	49点×1
血液学的検査判断料	125点×1

このレセプトの問題点は？

査定後

(12) 再診料	73点×2
外来管理加算	52点×2
(60) 末梢血液一般検査	21点×1
~~HbA1c~~	~~49点×1~~ (査定事由：B)
血液学的検査判断料	125点×1

解説 「糖尿病の疑い患者に対する連月のHbA1c算定は過剰と判断される」

糖尿病の疑い患者に対し，連月HbA1cを算定したところ，医学的に過剰としてB査定された事例です。

HbA1cの適応は「糖尿病，耐糖能異常，妊娠中の耐糖能低下」などです。本事例の傷病名には「糖尿病の疑い」の病名がついており，一見問題ないようにみえます。

増減点連絡書を確認したところ，縦覧点検にて査定されていたため，当該患者の過去のレセプトを遡ると，前月の2月にも糖尿病の疑いでHbA1cの検査を実施していることがわかりました。

HbA1cの算定要件上は算定頻度に関する記載はありませんが，日本糖尿病学会の「糖尿病診療ガイドライン2019」には以下の記載があります（図）[1, 2]。

血糖値・HbA1cが一度糖尿病型で，その後の反復検査で糖尿病と診断できなかった場合，「糖尿病疑い」となり，3〜6カ月以内に，血糖値およびHbA1cの再検査を行うことが必要である。

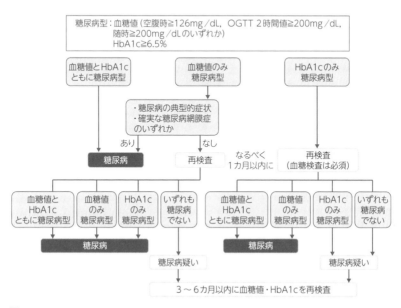

図 糖尿病の臨床診断のフローチャート

（文献2より引用）

レセプトの審査に当たっては，このようなガイドラインをもとに判断されることがあり，本事例はこのガイドラインの記載をもとに連月のHbA1cの実施は過剰と判断されたと考えられます。

　本事例の場合，セット検査の中にHbA1cが組み込まれていましたが，HbA1cは過去1〜2か月前の血糖値を反映するため，「連月検査をする必要はなかった」と医師が判断したため，再審査請求は行わず，セット検査の見直しを行うことで対策を行いました。

　スクリーニングや定期検査などでセット検査を作成されている医療機関は非常に多いです。検査の指示を出す際，簡略化できるため，非常に便利なものではありますが，本事例のように，特に検査する必要がない項目まで組み込まれている事例が散見されます。

　「保険医療機関及び保険医療養担当規則」の第二十条（診療の具体的方針）³⁾には，「各種の検査は，診療上必要があると認められる場合に行う」と記載があり，セット検査の中に診療上必要のない検査項目がある場合は，除外する必要があります。検査の査定が多い医療機関については，セット検査の見直しをすることも対策のひとつとして挙げられます。

　その他の対策としては，糖尿病の疑い患者に対するHbA1cの実施は3〜6カ月の頻度に見直す，3〜6カ月より高い頻度でHbA1cを実施する場合は，レセプトに症状詳記などで必要性を記載するなどが考えられます。

22 活性化部分トロンボプラスチン時間（APTT）：定期的検査として認められなかった事例

令和4年11月分	
傷病名	(1)抗凝固剤投与状態

査定前

(60) PT	18点×1
APTT	29点×1
B-V	37点×1
血液学的検査判断料	125点×1
(80) 処方箋料 (リフィル以外・その他)	68点×1
【処方内容】　ワルファリン錠5mg　1錠　30日分	

⬇ **このレセプトの問題点は?**

査定後

(60) PT	18点×1
~~APTT~~	~~29点×1~~(査定事由：B)
B-V	37点×1
血液学的検査判断料	125点×1
(80) 処方箋料 (リフィル以外・その他)	68点×1
【処方内容】　ワルファリン錠5mg　1錠　30日分	

「ワルファリンの投与量はプロトロンビン時間および
トロンボテストの検査値に基づいて決定する」

ワルファリン（抗凝固剤）を投与している患者に対し，プロトロンビン時間
（PT）および活性化部分トロンボプラスチン時間（APTT）の検査を行ったところ，
APTTが保険診療上過剰・重複としてB査定された事例です。

PTおよびAPTTの適応は表の通りです。

表　PTおよびAPTTの適応

検査	適応
PT	ビタミンK欠乏症，慢性肝炎，急性肝炎，劇症肝炎，肝硬変症，抗凝固剤投与状態，播種性血管内凝固（DIC），血液凝固異常，新生児低プロトロンビン血症，凝固因子欠乏症，先天性プロトロンビン欠乏症
APTT	肝疾患，播種性血管内凝固（DIC），ビタミンK欠乏症，ヘパリン治療，抗凝固剤投与状態，von Willebrand病，抗リン脂質抗体症候群，血友病A，血友病B，凝固因子欠乏症

いずれも適応に「抗凝固剤投与状態」があり，一見問題ないようにみえます。

しかしながら，ワルファリン錠の添付文書[1]の「用法及び用量」には以下の記載が
あります。

本剤は，血液凝固能検査（プロトロンビン時間及びトロンボテスト）の検査値に基づい
て，本剤の投与量を決定し，血液凝固能管理を十分に行いつつ使用する薬剤である。
初回投与量を1日1回経口投与した後，数日間かけて血液凝固能検査で目標治療域に
入るように用量調節し，維持投与量を決定する。
ワルファリンに対する感受性には個体差が大きく，同一個人でも変化することがあるた
め，定期的に血液凝固能検査を行い，維持投与量を必要に応じて調節すること。
抗凝固効果の発現を急ぐ場合には，初回投与時ヘパリン等の併用を考慮する。
成人における初回投与量は，ワルファリンカリウムとして，通常1〜5mg1日1回であ
る。（後略）

本事例は，ワルファリンの投与量を調整するため，定期検査としてPTおよびAPTTの検査を行ったものですが，添付文書上，定期検査として認められているのはPTとトロンボテスト（TT）です。このことから，APTTは定期検査としては認められないとして査定された事例となります。

　とはいえ，あくまで定期検査として認められないだけであり，ワルファリンを投与している患者に対して，一切APTTが算定できないわけではありません。

　たとえば，ワルファリンの副作用である出血を疑い，APTTの検査が必要と判断した場合であれば，その旨をレセプトに記載した上で算定するなどの対応が考えられます。

23 総コレステロール：HDL-コレステロール，LDL-コレステロールと併せて実施していた事例

令和4年11月分	
傷病名	(1) 脂質異常症

査定前

(60) Tcho　HDL-コレステロール 　　　LDL-コレステロール　その他11項目	106点×1
生化学的検査（I）判断料	144点×1
B-V	37点×1

 このレセプトの問題点は?

査定後

(60) ~~Tcho~~　HDL-コレステロール	（査定事由：D）
LDL-コレステロール　その他11項目	106点×1
生化学的検査（I）判断料	144点×1
B-V	37点×1

解説 「総コレステロール，HDL-コレステロール，LDL-コレステロールの3項目を併せて測定した場合，算定できるのは主たる2項目」

　脂質異常症の患者に対し，総コレステロール（Tcho）・HDL-コレステロール・LDL-コレステロールの3項目を算定したところ，総コレステロールが算定要件に合致しないとしてD査定された事例です。

　血液化学検査の算定要件には，以下の記載があります。

「3」のHDL-コレステロール，「3」の総コレステロール及び「4」のLDL-コレステロールを併せて測定した場合は，主たるもの2つの所定点数を算定する。

　本事例は，この要件を満たしていないために査定されたものです。

　ちなみに本事例は「D007血液化学検査」のまるめ項目の点数注として算定していたため，総コレステロール査定後も検査項目数が10項目以上のままであることから点数自体には変更はありませんでした。

　注：5項目以上7項目以下「93点」，8項目または9項目「99点」，10項目以上「106点」

　とはいえ，査定は査定です。点数は変わらないからといって，同様の査定が何度も繰り返されれば，<u>審査側に「誤りを正さない医療機関」として認識され，重点的に審査をされる可能性もある</u>ため，再発防止が必要です。

　本事例の場合，3項目を同時に算定しようとした場合，レセプトチェッカーでエラーが出るようにカスタマイズするなどの対策が有用です。

24 葉酸・ビタミンB_{12}：鉄欠乏性貧血に対して実施していた事例

令和4年11月分	
傷病名	(1)鉄欠乏性貧血の疑い

査定前

(60) 末梢血液一般検査	21点×1
末梢血液像（自動機械法）	15点×1
フェリチン半定量	105点×1
ビタミンB_{12}	140点×1
葉酸	150点×1
Fe　その他18項目	106点×1
生化学的検査（Ⅰ）判断料	144点×1

⬇ このレセプトの問題点は？

査定後

(60) 末梢血液一般検査	21点×1
末梢血液像（自動機械法）	15点×1
フェリチン半定量	105点×1
~~ビタミンB_{12}~~	~~140点×1~~ (査定事由：C)
~~葉酸~~	~~150点×1~~
Fe　その他18項目	106点×1
生化学的検査（Ⅰ）判断料	144点×1

「鉄欠乏性貧血の病名ではフェリチン以外は査定される傾向」

　鉄欠乏性貧血の疑いのある患者に対し，フェリチン，ビタミンB_{12}，葉酸の血液検査を実施したところ，ビタミンB_{12}および葉酸が保険診療上適当でないとしてC査定された事例です。

　今回なされた各検査の適応疾患は表1の通りです。

表1　今回なされた各検査の適応疾患

検査	適応疾患
フェリチン半定量	肝癌，肺癌，子宮癌，膵癌，悪性リンパ腫，鉄欠乏性貧血，再生不良性貧血，鉄芽球性貧血，巨赤芽球性貧血，成人スチル病，輸血による慢性鉄過剰症，鉄過剰症，ヘモクロマトーシス，ヘモジデローシス，血球貪食症候群
ビタミンB_{12}	巨赤芽球性貧血，悪性貧血，吸収不良症候群，ビタミンB_{12}欠乏症
葉酸	巨赤芽球性貧血，吸収不良症候群，アルコール依存症，葉酸欠乏性貧血

　いずれの検査項目にも，適応疾患に「貧血」はあるものの，その性質については様々です。

　貧血はMCV（赤血球の大きさがわかる検査）の値により，以下の3つに分類されます。

①小球性貧血：MCV80fL未満
②正球性貧血：MCV80以上100fL
③大球性貧血：MCV100fL超

　各分類における主な要因および鑑別方法は表2の通りです。

表2　各分類における主な要因および鑑別方法

分類	要因	鑑別方法
小球性貧血	鉄欠乏性貧血や慢性疾患等	フェリチン，Fe，TIBC等
正球性貧血	急性出血，溶血性貧血，再生不良性貧血等	網赤血球数等
大球性貧血	ビタミンB_{12}，葉酸，銅等の不足	ビタミンB_{12}，葉酸等

本事例の傷病名にある鉄欠乏性貧血は「小球性貧血」，ビタミンB_{12}や葉酸の不足による貧血は「大球性貧血」に分類されています。つまり，分類の異なる貧血の検査を同日に実施しています。

　保険医療機関及び保険医療養担当規則上，検査は「診療上必要があると認められる場合に行う」とされており，必要な検査項目を選択し，段階を踏んで必要最小限の回数で実施することが求められます。

　本事例であれば，MCVの値を踏まえて段階的に検査すべきところを，同日に検査を実施していることから，その必要性が不明瞭であるとして査定されたものと推測されます。

　対策として，同日に検査をする必要性を記載することが考えられますが，このような事例は一律的に査定されている傾向にあるため，前述の通り段階的に検査を行うことがやはり最善の対策と考えられます。

25 CEA，CA19-9：悪性腫瘍特異物質治療管理料を算定している患者に対して算定していた事例

令和4年11月分	
傷病名	(1)肝癌

査定前

(12) 再診料	73点×2
外来管理加算	52点×2
(13) 悪性腫瘍特異物質治療管理料 (その他・2項目以上)	400点×1
AFP, PIVKA-Ⅱ	
(60) 腫瘍マーカー (2項目)	230点×1
CEA	
CA19-9	
(その他検査や判断料等は省略)	

このレセプトの問題点は?

査定後

(12) 再診料	73点×2
外来管理加算	52点×2
(13) 悪性腫瘍特異物質治療管理料 (その他・2項目以上)	400点×1
AFP, PIVKA-Ⅱ	
(60) ~~腫瘍マーカー (2項目)~~	~~230点×1~~ (査定事由：D)
~~CEA~~	
~~CA19-9~~	
(その他検査や判断料等は省略)	

「悪性腫瘍特異物質治療管理料を算定している場合，算定月に２回以上腫瘍マーカー検査を行ってもそれに係る費用は算定できない」

　悪性腫瘍特異物質治療管理料を算定している患者に対し，別日に腫瘍マーカー検査を実施したところ，算定要件に合致していないとしてＤ査定された事例です。

　本事例は，肝癌の患者に対し定期的に腫瘍マーカー検査を実施した上で計画的な治療管理を行い，悪性腫瘍特異物質治療管理料を算定していました。本事例では，患者の状態から胃や大腸等の精査が必要と医師が判断し，同月の後日に追加で腫瘍マーカー検査（CEA，CA19-9）を実施したものです。

　しかしながら，悪性腫瘍特異物質治療管理料の算定要件には以下の記載があります。

　悪性腫瘍特異物質治療管理料には，腫瘍マーカー検査，当該検査に係る採血及び当該検査の結果に基づく治療管理に係る費用が含まれるものであり，1月のうち2回以上腫瘍マーカー検査を行っても，それに係る費用は別に算定できない。

　本事例は，この算定要件を満たしていないとして査定されたものとなります。

　なお，本事例では該当しませんが，悪性腫瘍特異物質治療管理料を算定患者であっても，表に該当する場合は腫瘍マーカー検査を別に算定できます。

表　悪性腫瘍特異物質治療管理料とは別に腫瘍マーカーの検査料を算定できるケース

- 急性および慢性膵炎の診断および経過観察のためにエラスターゼ1を行った場合
- 肝硬変，HBs抗原陽性の慢性肝炎またはHCV抗体陽性の慢性肝炎の患者にAFP，PIVKA-II半定量または定量を行った場合（月1回に限る）
- 子宮内膜症の診断または治療効果判定を目的としてCA125またはCA602を行った場合（診断または治療前および治療後の各1回に限る）
- 家族性大腸腺腫症の患者に対してCEAを行った場合

　しかしながら，医師が上記の目的で腫瘍マーカー検査を実施していた場合においても，医事課職員にうまく伝達ができていないために算定漏れをしているケースも見受けられます。

自院で上記の算定可能なケースに該当する検査を実施する場合は，院内でどのケースが実施されるかを共有した上で，その旨が<u>医事課職員に伝わるよう診療録等の書き方の工夫</u>が求められます。

26 PSA：頻回に検査をしていた事例

令和5年3月分	
傷病名	(1) 前立腺癌の疑い

査定前

(60) PSA	124点×1
前回検査実施年月日および検査結果(PSA)；令和5年1月5日, 値:4.1ng/mL	
（その他検査項目省略）	
B-V	37点×1
生化学的検査(Ⅱ)判断料	144点×1

 このレセプトの問題点は?

査定後

(60) ~~PSA~~	~~124点×1~~ (査定事由：B)
~~前回検査実施年月日および検査結果(PSA)；令和5年1月5日, 値:4.1ng/mL~~	
（その他検査項目省略）	
B-V	37点×1
~~生化学的検査(Ⅱ)判断料~~	~~144点×1~~

「前立腺癌の確定診断がつかない場合のPSAは3月に 1回，3回を限度として算定する」

　前立腺癌の疑いのある患者に対し，前立腺特異抗原（PSA）を実施したところ，保険診療上過剰・重複としてB査定された事例です。

　PSAは，前立腺腫瘍マーカーとして頻用されている検査です。

　当該患者は，元々通院している患者であり，画像診断等により前立腺癌が強く疑われ，以前にもPSAを測定したものの確定診断がつかなかったため，再びPSAを実施したものでした。

　PSAを含む腫瘍マーカー検査全般の算定要件では，悪性腫瘍の患者であることが強く疑われる者に対して検査を行った場合，診断の確定または転帰の決定までの間に1回を限度として算定するとされています。

　ただし，PSAの算定要件は，以下の表のようになっています。

表　PSAの算定要件

- 診察，腫瘍マーカー以外の検査，画像診断等の結果から，前立腺癌の患者であることを強く疑われる者に対して検査を行った場合に，前立腺癌の診断の確定又は転帰の決定までの間に，原則として1回を限度として算定する。
- 前立腺特異抗原（PSA）の検査結果が4.0ng/mL以上であって前立腺癌の確定診断がつかない場合においては，3月に1回に限り，3回を限度として算定できる。

　つまり，PSAについても原則は1回のみの算定であるものの，検査値が4.0ng/mL以上である場合は3月に1回，3回（3カ月に1回，計3回）まで算定が可能となっています。

　本事例を確認すると，前回の検査値は4.1ng/mLとなっており，4.0ng/mL以上という要件は満たしています。しかしながら，前回検査の実施日は令和5年1月5日です。本事例は令和5年3月のレセプトであるため，前回検査日から3月以内に実施していることがわかります。このことから，検査頻度が過剰であるとして査定された事例となります。

　本事例の対策としては，医師等への情報共有およびレセプトチェッカーのカスタマイズによる検査頻度の確認が有効と考えられます。

　なお，生化学的検査（Ⅱ）判断料の査定については，PSAの査定に伴う査定となっています。

27 インフルエンザウイルス抗原定性:診療開始日から48時間を超えて算定していた事例

令和5年2月分	
傷病名	(1)インフルエンザの疑い
診療開始日	令和5年2月6日
当月受診日	6日,10日

査定前

(60)インフルエンザウイルス抗原定性	136点×2
鼻腔・咽頭拭い液採取	25点×2
免疫学的検査判断料	144点×1

 このレセプトの問題点は?

査定後

(60)インフルエンザウイルス抗原定性	136点×~~2~~→1(査定事由:B)
鼻腔・咽頭拭い液採取	25点×~~2~~→1(査定事由:B)
免疫学的検査判断料	144点×1

「インフルエンザウイルス抗原定性は発症後48時間以内に実施した場合に限り算定する」

　インフルエンザの疑い患者に対し，インフルエンザウイルス抗原定性を2回算定したところ，そのうち1回が保険診療上過剰・重複としてB査定された事例です。

　本事例は，2月6日に発熱等の症状により患者が来院。インフルエンザが疑われたため，インフルエンザウイルス抗原定性を実施したものの結果は陰性。薬剤を処方し，経過観察としていましたが，症状が改善されないため2月10日に再び受診し，再度インフルエンザウイルス抗原定性を実施したものでした。

　インフルエンザウイルス抗原定性の算定要件には，以下の記載があります。

発症後48時間以内に実施した場合に限り算定することができる。

　これは，インフルエンザウイルスの排泄が発症後1～2日がピークであること，抗インフルエンザ薬の投与は48時間以内が原則であること等から，早期診断が求められるために定められているものと推測されます。

　本事例を確認すると，インフルエンザの疑いでの診療開始日は6日，再検査を行ったのは10日です。診療開始（≒発症）から再検査をするまでに48時間を超えています。

　本事例は，上記算定要件を満たしておらず，また，インフルエンザウイルスは発症後5日目以降は検出率が落ちるため，再検査は適当でないとして査定されたものです。

　しかしながら，インフルエンザの流行期においては，短期間にインフルエンザウイルス抗原定性を複数回実施することも想定されます。その場合，当初の疑い病名の転帰を「中止」とし，新たに疑い病名の記載が必要です。

28 ヘリコバクター・ピロリ抗体：内視鏡検査が実施されていなかった事例

令和4年11月分	
傷病名	(1)胃潰瘍 (2)ヘリコバクター・ピロリ感染症の疑い

査定前

(60)ヘリコバクター・ピロリ抗体	80点×1
B-V	37点×1
免疫学的検査判断料	144点×1

 このレセプトの問題点は?

査定後

(60) ~~ヘリコバクター・ピロリ抗体~~	~~80点×1~~ (査定事由：C)
~~B-V~~	~~37点×1~~
~~免疫学的検査判断料~~	~~144点×1~~

「ヘリコバクター・ピロリ感染診断は内視鏡検査により胃潰瘍の確定診断がなされた患者等が対象」

胃潰瘍の患者に対し，ヘリコバクター・ピロリ抗体の検査を実施して算定したところ，保険診療上適当でないとしてC査定された事例です。

ヘリコバクター・ピロリ抗体を含むヘリコバクター・ピロリ感染診断は，「ヘリコバクター・ピロリ感染の診断及び治療に関する取扱いについて」（厚生労働省保険局通知，平成12年10月31日保険発第180号，最終改正：平成25年2月21日保医発0221第31号）において，以下のように対象患者が定められています。

1　対象患者

ヘリコバクター・ピロリ感染症に係る検査については，以下に掲げる患者のうち，ヘリコバクター・ピロリ感染が疑われる患者に限り算定できる。
① 内視鏡検査又は造影検査において胃潰瘍又は十二指腸潰瘍の確定診断がなされた患者
② 胃MALTリンパ腫の患者
③ 特発性血小板減少性紫斑病の患者
④ 早期胃癌に対する内視鏡的治療後の患者
⑤ 内視鏡検査において胃炎の確定診断がなされた患者

本事例は，傷病名に「胃潰瘍」とあるものの，前月・当月のレセプトを確認しても，内視鏡検査等を行っていませんでした。以上のことから，ヘリコバクター・ピロリ感染診断の対象患者ではないとして査定された事例となります。

なお，本事例では該当しませんが，他医療機関にて内視鏡検査等を実施し，胃潰瘍と診断された場合であれば，自院で内視鏡検査等を実施していない場合でもヘリコバクター・ピロリ感染診断を算定することは可能です。その場合，その旨をレセプトに記載しなければ査定される可能性が高いため，注意が必要です。

29 CRP：適応病名がなかった事例

令和4年11月分	
傷病名	(1) 慢性膵炎

査定前

(60) CRP	16点×1
（その他検査項目省略）	
B V	37点×1
免疫学的検査判断料	144点×1

 このレセプトの問題点は?

査定後

(60) ~~CRP~~	~~16点×1~~ (査定事由：A)
（その他検査項目省略）	
B-V	37点×1
~~免疫学的検査判断料~~	~~144点×1~~

「CRPの現在活動性の炎症病名が必要」

CRP（C反応性蛋白）を算定したところ，保険診療上適応とならないとしてA査定された事例です。

CRPは急性期蛋白のひとつであり，適応は細菌感染症，心筋梗塞，悪性腫瘍，膠原病，外傷，亜急性甲状腺炎等です。急性炎症や組織崩壊が起こると血中に増加するため，炎症，組織崩壊性疾患の診断や経過判定等によく実施される検査です。

本事例の傷病名を確認すると「慢性膵炎」がついています。

CRPは前述の通り，急性炎症が起こると血中に増加するため，炎症病名であっても慢性である疾患に対しては適応ではないと判断され，査定された事例となります。

本事例の場合，慢性ではあるものの炎症病名がついていたため，レセプトチェッカーにもひっかかることがなく，かつ，医事課職員も「CRPは炎症病名がついていればよい」と認識していたため，目視でのレセプト点検の際も見逃されてしまっていたものでした。

よく医療機関の職員の方から「○○という検査は△△という病名がついていたら大丈夫ですか？」といったご質問を頂くことがありますが，査定を防ぐための虚偽の傷病名である，いわゆる「レセプト病名」は認められません。実施された検査に対しての病名に疑問を覚える際は，検査を指示した医師へ目的を確認することはもちろんですが，その検査の意義を確認し，理解することもレセプト点検において望まれる要素になります。

2章 レセプト事例に学ぶ

30 尿素呼気試験：PPI製剤を 休薬していなかった事例

令和4年11月分	
傷病名	(1) 胃潰瘍 (2) ヘリコバクター・ピロリ感染症の疑い

査定前

(60) UBT	70点×1
微生物学的検査判断料	150点×1
ユービット®錠100mg　1錠（薬価省略）×1	
(80) 処方箋料（リフィル以外・その他）	68点×1
【処方内容】　タケプロン®OD錠15mg　1錠（薬価省略）×14	

 このレセプトの問題点は？

査定後

~~(60) UBT~~	~~70点×1~~（査定事由：C）
~~微生物学的検査判断料~~	~~150点×1~~
~~ユービット®錠100mg　1錠（薬価省略）×1~~	
(80) 処方箋料（リフィル以外・その他）	68点×1
【処方内容】　タケプロン®OD錠15mg　1錠（薬価省略）×14	

「ヘリコバクター・ピロリ感染診断を実施する場合は静菌作用を有する薬剤の中止が必要」

内視鏡検査にて胃潰瘍の確定診断がなされた患者に対し，ヘリコバクター・ピロリ感染症の感染診断のために尿素呼気試験（UBT）を実施したところ，保険診療上適当でないものとしてC査定された事例です。

「ヘリコバクター・ピロリ感染の診断及び治療に関する取扱いについて」（厚生労働省保険局通知，平成12年10月31日保険発第180号，最終改正：平成25年2月21日保医発0221第31号）における「6　感染診断実施上の留意事項」には以下の記載があります。

（1）静菌作用を有する薬剤について
ランソプラゾール等，ヘリコバクター・ピロリに対する静菌作用を有するとされる薬剤が投与されている場合については感染診断の結果が偽陰性となるおそれがあるので，除菌前及び除菌後の感染診断の実施に当たっては，当該静菌作用を有する薬剤投与中止又は終了後2週間以上経過していることが必要である。

ここでの「静菌作用を有する薬剤」とは，ランソプラゾールをはじめ，オメプラゾール，ラベプラゾールナトリウム等のプロトンポンプ阻害薬（PPI）のことを指します。

本事例を確認すると，タケプロン®OD錠15mg，つまりPPI製剤が処方されています。

本事例は，PPI製剤の休薬指示が出されていないまま感染診断が実施されたため，検査の実施は適当でないとして査定されたものとなります。

なお，除菌終了後であれば，再びPPI製剤を投与することができます。この場合，本事例（タケプロン®OD錠）であれば，胃潰瘍に対する投与は8週間までとなりますが，除菌治療期間（7日間）はこの投与期間とは別に投与することが可能です。

31 超音波検査：同一の方法で複数部位を算定していた事例

令和4年11月分	
傷病名	(1) 尿管結石症 (2) 胆のう炎の疑い

査定前

(60) 超音波検査（断層撮影法）（胸腹部）	530点×2
超音波検査（断層撮影法）（胸腹部）：	ア　消化器領域
超音波検査（断層撮影法）（胸腹部）：	イ　腎・泌尿器領域

 このレセプトの問題点は？

査定後

(60) 超音波検査（断層撮影法）（胸腹部）	530点×~~2~~→1（査定事由：D）
超音波検査（断層撮影法）（胸腹部）：	ア　消化器領域
超音波検査（断層撮影法）（胸腹部）：	イ　腎・泌尿器領域

「同一の方法による超音波検査は部位数にかかわらず１回のみの算定」

　複数部位に対して超音波検査を実施したところ，そのうち１回が算定要件に合致していないとしてD査定された事例です。

　当該査定について記載された増減点連絡書には，「同日に超音波検査（断層撮影法）（胸腹部）が２回以上算定されています。超音波検査は，同一の方法による場合は，部位数にかかわらず，１回のみの算定とすると定められていますので，ご留意下さい」というコメントが記載されていました。

　超音波検査の算定要件には以下の記載があります。

> 超音波検査を同一の部位に同時に２以上の方法を併用する場合は，主たる検査方法により１回として算定する。また，同一の方法による場合は，部位数にかかわらず，１回のみの算定とする。

　本事例では消化器領域（胆嚢）と腎・泌尿器領域（尿管）を検査していますが，どちらも断層撮影法であり，同一の方法です。前述の算定要件の通り，同一の方法による場合は１回のみの算定となるため，２回のうち１回が査定された事例です。

　本事例は該当しませんが，前述の算定要件にある通り，異なる検査方法であっても同一部位に対して検査する場合は，以下のように主たる検査方法（一般的には点数が高いほう）にて算定をします。

（例）心臓超音波検査として経胸壁心エコー法（880点）とMモード法（500点）を実施
　　　→経胸壁心エコー法（880点）のみ算定

　このように超音波検査の算定は少々複雑になっているため，算定の際は注意が必要です。

　なお，同一の方法であっても，同月の別日に実施した場合であれば，２回目以降は所定点数の100分の90に相当する点数により算定することができます（表）。

表　超音波検査の算定

	部位	方法	算定方法
同一日	同一	同一	所定点数を算定
		２以上	主たるものを算定
	２以上	同一	主たるものを算定
		２以上	それぞれ所定点数を算定
別日	同一	同一	２回目以降は100分の90で算定
		２以上	２回目以降は100分の90で算定
	２以上	同一	２回目以降は100分の90で算定
		２以上	個別に算定

32 経皮的動脈血酸素飽和度測定： 対象とならず査定となった事例

令和4年11月分	
傷病名/診療開始日/転帰	(1)気管支喘息/令和4年1月11日
	呼吸不全/令和4年11月2日/治癒
	呼吸不全/令和4年11月21日/治癒
当月受診日	2日，21日

査定前

(12)再診料	73点×2
外来管理加算	52点×1
(40)酸素吸入	65点×1
（酸素加算省略）	
(60)経皮的動脈血酸素飽和度測定	35点×2

 このレセプトの問題点は?

査定後

(12)再診料	73点×2
外来管理加算	52点×1
(40)酸素吸入	65点×1
（酸素加算省略）	
(60)経皮的動脈血酸素飽和度測定	35点×2→1 (査定事由：B)

解説 「経皮的動脈血酸素飽和度測定は酸素吸入等を行う患者に対して算定できる」

経皮的動脈血酸素飽和度（SpO$_2$）測定を2回算定したところ，そのうち1回が保険診療上過剰・重複としてB査定された事例です。

本事例は，気管支喘息患者が同月内に2回，喘息発作に伴う呼吸不全で来院しました。両日とも酸素吸入の要否を判断するために経皮的動脈血酸素飽和度測定を行いましたが，そのうち1回が査定されました。

経皮的動脈血酸素飽和度測定の算定要件には，算定の対象となる患者について以下の記載があります。

経皮的動脈血酸素飽和度測定は，次のいずれかに該当する患者に対して行った場合に算定する。
　ア　呼吸不全若しくは循環不全又は術後の患者であって，酸素吸入若しくは突発性難聴に対する酸素療法を現に行っているもの又は酸素吸入若しくは突発性難聴に対する酸素療法を行う必要があるもの
　イ　静脈麻酔，硬膜外麻酔又は脊椎麻酔を実施中の患者に行った場合

本事例を確認すると，傷病名は同月受診の両日とも「呼吸不全」が付与されており，上記のうち「ア」に該当するものとわかります。しかしながら，酸素吸入の算定回数は1回となっており，来院した2日のうち1日は酸素吸入を行っていません。

つまり，酸素吸入を行っていない日は「ア」に該当しておらず，経皮的動脈血酸素飽和度測定の対象とならない患者に対して過剰な検査であると判断され，査定された事例となります。

算定可否に関わらず，検査をすれば当然ながらカルテにはその内容や結果が記載されます。

しかしながら，本事例のように検査を実施していても算定ができないケースもあるため，算定の際は注意が必要です。

33 認知機能検査その他の心理検査：3月以内に2回以上算定していた事例

令和4年11月分	
傷病名	(1)認知症の疑い

査定前

(60)認知機能検査その他の心理検査(操作が容易)(簡易)　80点×1

　このレセプトの問題点は？

査定後

(60)~~認知機能検査その他の心理検査(操作が容易)(簡易)　80点×1~~
　　　　　　　　　　　　　　　　　　　　　　　　　　（査定事由：D）

「認知機能検査その他の心理検査（操作が容易）（簡易）は原則として3月に1回に限り算定」

　認知症の疑いの患者に認知機能検査その他の心理検査（操作が容易）（簡易）を実施したところ，算定要件に合致していないとしてD査定された事例です。本検査は「1 操作が容易なもの」「2 操作が複雑なもの」「3 操作と処理が極めて複雑なもの」の3つに分かれており，「1 操作が容易なもの」はさらに2つに分かれています（表）。

表　認知機能検査その他の心理検査：1 操作が容易なもの

1　操作が容易なもの	
イ 簡易な もの	MAS不安尺度，MEDE多面的初期認知症判定検査，AQ日本語版，日本語版LSAS-J，M-CHAT，長谷川式知能評価スケール，MMSE
ロ その他 のもの	CAS不安測定検査，SDSうつ性自己評価尺度，CES-Dうつ病（抑うつ状態）自己評価尺度，HDRSハミルトンうつ病症状評価尺度，STAI状態・特性不安検査，POMS，POMS2，IES-R，PDS，TK式診断的新親子関係検査，CMI健康調査票，GHQ精神健康評価票，ブルドン抹消検査，WHO QOL26，COGNISTAT，SIB，Coghealth（医師，看護師又は公認心理師が検査に立ち会った場合に限る），NPI，BEHAVE-AD，音読検査（特異的読字障害を対象にしたものに限る。），WURS，MCMI-Ⅱ，MOCI邦訳版，DES-Ⅱ，EAT-26，STAI-C状態・特性不安検査（児童用），DSRS-C，前頭葉評価バッテリー，ストループテスト，MoCA-J，Clinical Dementia Rating（CDR）

　本事例では，認知症が疑われる患者に対し，長谷川式知能評価スケールを実施したため，認知機能検査その他の心理検査「操作が容易」「簡易」を算定したものでしたが，査定された前月のレセプトを確認すると，同じ検査を実施していることがわかりました。認知機能検査その他の心理検査「操作が容易」「簡易」の算定要件には以下の記載があります。

> 原則として3月に1回に限り算定する。ただし，医学的な必要性から3月以内に2回以上算定する場合には，診療報酬明細書の摘要欄にその理由及び医学的根拠を詳細に記載すること。

　本事例は，診察時の患者の言動から前月よりも認知機能の低下が疑われたため，再度実施したものでしたが，その旨の記載がなかったために，上記算定要件から外れているとして査定されたものでした。審査側はレセプトに記載されている事実のみで審査を行うため，症状詳記がなければ，傷病名等から判断せざるをえません。本事例のように算定回数に規定があるものはもちろんですが，短期間に同様の検査を複数回実施する場合は，その必要性の詳記が必要です。

34 糖負荷試験：使用薬剤の算定が なかった事例

令和4年11月分	
傷病名	(1) 糖尿病の疑い

査定前

(60) 耐糖能精密検査	900点×1

 このレセプトの問題点は?

査定後

(60) ~~耐糖能精密検査~~	~~900点×1~~
	(査定事由：C)

糖尿病の疑い患者に対し，糖負荷試験である耐糖能精密検査を実施したところ，保険診療上適当でないとしてC査定された事例です。

糖負荷試験は，耐糖能異常，つまり糖尿病の背景となる病態の有無を確認する検査であり，以下の通り，測定する項目により「常用負荷試験」と「耐糖能精密検査」の2つに分かれています。

常用負荷試験	空腹時とブドウ糖負荷後の血糖・尿糖測定を行う
耐糖能精密検査	常用負荷試験＋血中インスリン測定または血中C-ペプチド測定を行う

検査の流れとしては，空腹時血糖を測定後，一定量のブドウ糖を摂取します。その後一定時間経過後（30分・60分・120分後）に採血を行います。ここでの「一定量のブドウ糖」は，通常，ブドウ糖水溶液（トレーラン®G液）が使用されます。

本事例を確認すると，傷病名に「糖尿病の疑い」とあり，一見問題ないように見えます。

しかしながら，前述の通り，糖負荷試験を実施する場合には，一定量のブドウ糖（トレーラン®G）を使用するにも関わらず，その薬剤料の記載がありません。

本事例は，単純にトレーラン®Gの算定漏れであったのですが，審査側からすると，トレーラン®Gの算定がない＝ブドウ糖負荷が行われていない，と判断されてしまい，査定されたものでした。

実際は検査が行われていても，本来使用されるべき薬剤等が算定されていない場合，本事例のように査定されることがあるため，注意が必要です。

本事例の対策としては，糖負荷試験を算定する場合は，トレーラン®G液も併せて自動入力されるように設定する等が考えられます。

なお，耐糖能精密検査において，血糖・尿糖測定を行わず，負荷後の血中インスリン測定または血中C-ペプチド測定のみを行った場合は，それぞれ内分泌検査により算定するため，注意が必要です。

35 他医撮影のコンピューター断層診断：再診時に算定していた事例

令和4年11月分

査定前

(12) 再診料	73点×1
(70) 他医撮影のコンピューター断層診断	450点×1

 このレセプトの問題点は?

査定後

(12) 再診料	73点×1
~~(70) 他医撮影のコンピューター断層診断~~	~~450点×1~~ (査定事由：D)

「他医撮影のコンピューター断層診断は初診時のみ算定できる」

他医撮影のコンピューター断層診断（CT）が算定要件に合致していないとしてD査定された事例です。

当該患者は，かかりつけの患者でした。診察において，CTによる検査の必要性があったものの，自院内にCTがないため他院へ紹介。患者はその結果（CT画像）を持って再診しました。この医療機関では，診察時に医師がそのCT画像を診断し，その内容をカルテに記載していたため，コンピューター断層診断を算定していましたが，コンピューター断層診断の算定要件には以下の記載があります。

2章 レセプト事例に学ぶ

> 当該保険医療機関以外の医療機関で撮影したフォルムについて診断を行った場合には，区分番号「A000」に掲げる初診料（注5のただし書に規定する2つ目の診療科に係る初診料を含む。）を算定した日に限り，コンピューター断層診断料を算定できる。

本事例はかかりつけの患者であるため，当然ながら再診料を算定しており，初診時にしか算定できない診断料を再診時に算定しているとして査定されました。

なお，CT以外にも他医撮影の画像等について診断を行った場合，診断料を算定できるものがあります（表）。

CTおよびMRI，内視鏡検査以外の項目については，初診時・再診時どちらにおいても算定可能です。

本診療報酬は，そもそも他医撮影の画像等について診断料が算定できることを認識していない医療機関や，認識していても医事課において画像等の持参が把握できていないために算定していなかったなど，算定漏れが多くみられます。正しい認識ももちろんですが，他医撮影の画像等を患者が持参した場合の情報の流れなど，今一度院内で確認し，算定漏れが起こらない体制づくりが求められます。

表　他医撮影の画像等の診断料

	持参項目	点数	初診時算定	再診時算定
検査	心電図検査	70点	○	○
	負荷心電図検査	70点	○	○
	脳波検査	70点	○	○
	内視鏡検査写真 （別臓器は各々算定可）	70点	○	×
画像診断	単純（頭部，躯幹等） 単純（その他）	85点 43点	○	○
	特殊撮影 （スポット，トモ等）	96点	○	○
	造影剤使用撮影	72点	○	○
	乳房撮影	306点	○	○
	CT，MRI	450点	○	×

36 特定疾患処方管理加算2(処方箋料)：主病に対する薬剤の処方期間が28日未満であった事例

令和4年11月分	
傷病名	(1) 2型糖尿病 (主) (2) 腰痛症

査定前

(80) 処方箋料 (リフィル以外・その他)	68点×1
特定疾患処方管理加算2 (処方箋料)	66点×1
【処方内容】 アマリール®錠1mg　2錠　14日分 ロキソニン®錠60mg　3錠　28日分	

 このレセプトの問題点は?

査定後

(80) 処方箋料 (リフィル以外・その他)	68点×1
~~特定疾患処方管理加算2 (処方箋料)~~	~~66点×1~~ (査定事由：D)
→ 特定疾患処方管理加算1 (処方箋料)	18点×1
【処方内容】 アマリール®錠1mg　2錠　14日分 ロキソニン®錠60mg　3錠　28日分	

「特定疾患処方管理加算2は特定疾患に対する薬剤の 処方期間が28日以上の場合に算定する」

　特定疾患処方管理料2を算定したところ，算定要件に合致しないとしてD査定された事例です。本事例では，2型糖尿病と腰痛症の患者に薬剤を処方し，特定疾患処方管理加算2を算定したところ，特定疾患処方管理加算1へ査定されてしまいました。医科診療報酬点数表のF400「処方箋料 注6」を確認したところ，以下の記載がありました。

> 診療所又は許可病床数が200床未満の病院である保険医療機関において，入院中の患者以外の患者〔別に厚生労働大臣が定める疾患（☞2章2-4「特定疾患療養管理料：対象の傷病名がなかった事例」，27頁，表参照）を主病とするものに限る。〕に対して薬剤の処方期間が28日以上の処方を行った場合は，特定疾患処方管理加算2として，月1回に限り，1処方につき66点を所定点数に加算する。（後略）

　本事例は，厚生労働大臣が定める疾患である糖尿病を主病とする患者に対し28日分の薬剤が処方されており，一見問題ないようにみえます。しかし，処方内容を確認すると，28日分処方されているのは腰痛症に対するロキソニン®錠60mgであり，主病の糖尿病に対するアマリール®1mgは14日分の処方となっています。

　前述の通り，特定疾患処方管理加算2は主病に対する薬剤を28日以上処方していることが必要であり，本事例はこの算定要件を満たしていないとして特定疾患処方管理加算1へ査定されたものです。なお，特定疾患処方管理加算1は，厚生労働大臣が定める疾患を主病とする患者に対し，処方箋を交付した場合に月に2回算定できる処方箋料の加算です。こちらに関しては，主病に対する薬剤の処方の有無にかかわらず算定可能です（表）（特定疾患処方管理加算2との併算定は不可）。

　特定疾患処方管理加算は算定のルールが少々複雑であるため，正確なルールの理解が必要です。

表　特定疾患処方管理加算

・**特定疾患処方管理加算1（18点／月2回）** 　別に厚生労働大臣が定める疾患を主病とする患者に対し，処方箋を交付した場合に算定 　→主病に対する薬剤の処方の有無は問わず，月に2回算定可能
・**特定疾患処方管理加算2（66点／月1回）** 　別に厚生労働大臣が定める疾患を主病とする患者に対し，薬剤の処方期間が28日以上の処方を行った場合に算定可能 　→主病に対する薬剤を28日以上処方している場合のみ，月に1回算定可能

37 一般名処方加算1(処方箋料)：
1品目のみで算定していた事例

令和4年11月分	
傷病名	(1)急性胃炎

査定前

(80) 処方箋料(リフィル以外・その他)	68点×1
一般名処方加算1(処方箋料)	7点×1
【処方内容】 【般】レバミピド錠100mg　3錠　7日分	

 このレセプトの問題点は?

査定後

(80) 処方箋料(リフィル以外・その他)	68点×1
~~一般名処方加算1(処方箋料)~~	~~7点×1~~ (査定事由：D)
→ 一般名処方加算2(処方箋料)	5点×1
【処方内容】 【般】レバミピド錠100mg　3錠　7日分	

解説「一般名処方加算1は2品目以上の後発医薬品のある すべての医薬品が一般名処方された場合に加算する」

　本事例では，急性胃炎の患者に対し，胃炎・胃潰瘍治療剤であるレバミピドを一般名にて処方し，一般名処方加算1を算定したところ，算定要件に合致しないとして一般名処方加算2へD査定されました。

　一般名処方加算は後発医薬品の使用促進を目的として，平成24年度の診療報酬改定にて新設された処方箋料の加算であり，薬剤の一般的名称を記載する処方箋を交付した場合に算定ができます。

　一般名処方加算は，一般名処方する医薬品の品目により，以下の通り1と2にわかれます。

一般名処方加算1	交付した処方箋に含まれる医薬品のうち，後発医薬品のあるすべての医薬品（2品目以上の場合に限る）が一般名処方されている場合に加算
一般名処方加算2	交付した処方箋に含まれる医薬品のうち，1品目でも一般名処方されたものが含まれている場合に加算

　本事例では，処方されている医薬品すべてが一般名処方されているため，医事課職員が一般名処方加算1を算定できると判断したものでした。

　しかしながら，前述の算定要件の通り，一般名処方加算1は後発医薬品のある医薬品が2品目以上あり，かつそのすべてが一般名処方されていなければいけません。

　本事例は，確かに後発医薬品のある医薬品すべてが一般名処方されていますが，1品目しかないため，この算定要件を満たしていないとして査定されたものです。

　本事例の対策としては，正しい算定要件の周知とともに，レセプトチェッカーにて1品目の処方で一般名処方加算1を算定しようとするとエラーが出るようにカスタマイズするなどが考えられます。

　なお，ここでの品目数は一般的名称で計算しますが，一般的名称が同一であっても投与経路が異なる場合は別品目として計算します。

38 PPI製剤：逆流性食道炎に対し 8週を超えて投与していた事例

令和4年5月分	
傷病名	(1)逆流性食道炎
診療開始日	令和4年4月3日

査定前

(12) 再診料	73点×1
(80) 処方箋料 (リフィル以外・その他)	68点×1
【処方内容】　オメプラール®錠20mg　1錠　30日分	

 このレセプトの問題点は?

査定後

(12) 再診料	73点×1
(80) 処方箋料 (リフィル以外・その他)	68点×1
【処方内容】　オメプラール®錠20mg　1錠　~~30日分~~→28日分	
	(査定事由：B)

本事例は，令和4年4月3日に逆流性食道炎にて患者が受診，同日にオメプラール®錠20mgを28日処方し，5月に30日分継続処方したところ，2日分が医学的に過剰・重複としてB査定されました。

増減点連絡書には，「オメプラール®錠20mgの用法・用量は通常，胃潰瘍では8週間まで，十二指腸潰瘍では6週間までです。この期間を超えての投与は過剰と判断されますのでご留意願います」と記載されていました。

オメプラール®錠20mgの添付文書で「用法及び用量」（一部抜粋）を確認すると，以下の記載がありました。

○逆流性食道炎
通常，成人にはオメプラゾールとして1日1回20mgを経口投与する。なお，逆流性食道炎の場合，通常，8週間までの投与とする。さらに再発・再燃を繰り返す逆流性食道炎の維持療法においては，1日1回10〜20mgを経口投与する。

増減点連絡書に記載の通り，逆流性食道炎に対する用法および用量としては，「通常，8週間までの投与」となっています。

本事例をみると，28日分（4月処方分）＋30日分（5月処方分）＝58日投与となっており8週間（56日）を超えています。そのため，56日を超えた2日分が査定となった事例です。

では，PPI製剤を8週間投与したものの，治癒しなかった難治性の患者に対しては査定されることを覚悟で処方するしかないのか？というと，そうではありません。

前述の添付文書には「再発・再燃を繰り返す逆流性食道炎の維持療法においては，1日1回10〜20mgを経口投与する」とあります。難治性の患者に対しては，「再発・再燃を繰り返す逆流性食道炎の維持療法」の傷病名であれば，引き続き処方が可能なのです。なお，当該傷病名はPPI製剤を8週（56日）を超えて処方する日に付与しなければ，本事例のように査定されてしまうため注意が必要です。

本事例は，オメプラール®錠20mgでしたが，その他の代表的なPPI製剤も同様の考え方となります。用量と投与期間は表の通りです。PPI製剤を長期処方する場合は，傷病名に注意が必要です。

表　代表的なPPI製剤の用量と投与期間

	タケプロン®	パリエット®	オメプラール®	ネキシウム®
胃潰瘍，吻合部潰瘍	30mg 8週間まで	10〜20mg[2] 8週間まで	20mg 8週間まで	20mg 8週間まで
十二指腸潰瘍	30mg 6週間まで	10〜20mg[2] 6週間まで	20mg 6週間まで	20mg 6週間まで
逆流性食道炎	30mg 8週間まで	10〜20mg[2] 8週間まで[3]	20mg 8週間まで	20mg 8週間まで
再発・再燃を繰り返す 逆流性食道炎の維持療法	15〜30mg[1]	10mg[4]	10〜20mg	10〜20mg
非びらん性胃食道逆流症[5]	15mg 4週間まで	10mg 4週間まで	10mg 4週間まで	10mg 4週間まで

※1：通常は15mgを投与。効果不十分の場合は30mg投与可能。
※2：通常は10mgを投与。病状により20mg投与可能。
※3：効果不十分な場合，1回10mgまたは20mgを1日2回，さらに8週間経口投与可能。ただし，
　　　1回20mg1日2回投与は重度の粘膜障害を有する場合に限る。
※4：効果不十分な場合，1回10mgを1日2回経口投与可能。
※5：適応は，タケプロン®15mg，パリエット®5mg・10mg，オメプラール®10mg，ネキシウム®10mg。
　　　その他の規格は適応外となるため，注意が必要。

39 アーチスト®錠1.25mg：適応外として査定された事例

令和4年11月分	
傷病名	(1)頻脈性心房細動

査定前

(80) 処方箋料 (リフィル以外・その他)	68点×1

【処方内容】
アーチスト®錠1.25mg　2錠　28日分

 このレセプトの問題点は?

査定後

(80) 処方箋料 (リフィル以外・その他)	68点×1

【処方内容】
~~アーチスト®錠1.25mg　2錠　28日分~~ (査定事由：C)

解説 「頻脈性心房細動に対して，アーチスト®錠1.25mgは適応外」

　頻脈性心房細動の患者に対し，アーチスト®錠1.25mgを処方したところ，医学的に保険診療上適当でないとしてC査定となった事例です。

　アーチスト®錠の添付文書の「効能・効果」には以下の記載があります。

○本態性高血圧症（軽症～中等症）
○腎実質性高血圧症
○狭心症
○次の状態で，アンジオテンシン変換酵素阻害薬，利尿薬，ジギタリス製剤等の基礎
　治療を受けている患者
　虚血性心疾患又は拡張型心筋症に基づく慢性心不全
○頻脈性心房細動

　当該患者の傷病名である「頻脈性心房細動」も記載があり，一見問題ないようにみえます。

　しかしながら，アーチスト®錠は規格によって「効能・効果」が異なります。規格ごとの「効能・効果」は表の通りです。

表　アーチスト®錠の規格ごとの「効能・効果」

効能・効果	1.25mg	2.5mg	10mg	20mg
本態性高血圧症（軽症～中等症）	―	―	○	○
腎実質性高血圧症	―	―	○	○
狭心症	―	―	○	○
虚血性心疾患又は拡張型心筋症に基づく慢性心不全	○	○	○	―
頻脈性心房細動	―	○	○	○

○：効能あり　―：効能なし

　当該患者に処方されているアーチスト®錠1.25mgの「効能・効果」は「虚血性心疾患又は拡張型心筋症に基づく慢性心不全」のみであり，その他の傷病に対しては効能なしとされています。

なお，当該患者の傷病名である「頻脈性心房細動」の「用法・用量」は以下です。

カルベジロールとして，通常，成人1回5mgを1日1回経口投与から開始し，効果が不十分な場合には10mgを1日1回，20mgを1日1回へ段階的に増量する。なお，年齢，症状により適宜増減するが，最大投与量は20mgを1日1までとする。

　本事例の処方をみると，アーチスト®錠1.25mg×2錠＝2.5mgであり，5mgに達していません。つまり，用法・用量から外れている処方となっています。

　以上のことから，「頻脈性心房細動」に対する処方として適切でないと判断され，査定された事例となります。

　薬剤を処方する際は，用法・用量を遵守することはもちろんですが，本事例のように薬剤によっては規格ごとに「効能・効果」が異なるケースもあるため，注意が必要です。

40 アコファイド®錠：器質的疾患が併存していた事例

令和4年11月分	
傷病名	(1) 胃潰瘍 (2) 機能性ディスペプシア

査定前

(80) 処方箋料 (リフィル以外・その他)	68点×1
特定疾患処方管理加算2 (処方箋料)	66点×1
【処方内容】 アコファイド®錠100mg　3錠　28日分 （その他薬剤省略）	

 このレセプトの問題点は?

査定後

(80) 処方箋料 (リフィル以外・その他)	68点×1
特定疾患処方管理加算2 (処方箋料)	66点×1
【処方内容】 ~~アコファイド®錠100mg　3錠　28日分~~ (査定事由：C) （その他薬剤省略）	

「胃癌・胃潰瘍等の器質的疾患が併存している場合のアコファイド®錠の投与は認められない」

機能性ディスペプシアの患者に対し，アコファイド®錠を処方したところ，保険診療上適当でないとしてC査定された事例です。

アコファイド®錠の「効能又は効果」及び「用法及び用量」は以下の通りです。

【効能又は効果】
機能性ディスペプシアにおける食後膨満感，上腹部膨満感，早期満腹感
【用法及び用量】
通常，成人にはアコチアミド塩酸塩水和物として1回100mgを1日3回，食前に経口投与する。

本事例を確認すると，傷病名，用法・用量ともに問題ないようにみえます。

しかしながら，添付文書の「効能又は効果に関連する注意」には以下の記載があります。

- 機能性ディスペプシアにおける心窩部の疼痛や灼熱感に対する有効性は確認されていない。
- 上部消化管内視鏡検査等により，胃癌等の悪性疾患を含む器質的疾患を除外すること。

器質的疾患とは，臓器そのものに炎症や癌等があり，その結果として様々な症状が出現する疾患のことを指します。

本事例の傷病名には「胃潰瘍」があり，これは器質的疾患に該当します。

本事例は，器質的疾患（胃潰瘍）が併存しているにもかかわらず，アコファイド®錠を処方したために査定されたものです。

なお，アコファイド®錠の投与に当たっては，上部消化管内視鏡検査等が必要ですが，この実施時期としては1～2年程度は許容されるものと考えられています。当該検査については，健康診断や人間ドック，他医療機関で行った内視鏡検査も認められます。

41 アリセプト®D錠：用法・用量が遵守されていなかった事例

令和5年1月分	
傷病名	(1)アルツハイマー型認知症
診療開始日	令和5年1月23日

査定前

(12) 再診料	73点×1
外来管理加算	52点×1
(80) 処方箋料 (リフィル以外・その他)	68点×1
【処方内容】 　アリセプト®D錠5mg　1錠　7日分	

 このレセプトの問題点は?

査定後

(12) 再診料	73点×1
外来管理加算	52点×1
(80) 処方箋料 (リフィル以外・その他)	68点×1
【処方内容】 　~~アリセプト®D錠5mg　1錠　7日分~~(査定事由：C)	

解説 「アリセプト®錠の投与は3mgから開始する」

　アルツハイマー型認知症患者に対し，アリセプト®D錠を処方したところ，保険診療上適当でないとしてC査定された事例です。

　アリセプト®D錠の適応は「アルツハイマー型認知症及びレビー小体型認知症における認知症症状の進行抑制」です。傷病名が「認知症」のみで，保険診療上適応でないとしてA査定される事例が散見されますが，本事例は傷病名欄に「アルツハイマー型認知症」があり，傷病名は問題ありません。

　アリセプト®D錠の添付文書を確認すると，「用法及び用量」の「アルツハイマー型認知症における認知症症状の進行抑制」には以下の記載があります。

○アルツハイマー型認知症における認知症症状の進行抑制
通常，成人にはドネペジル塩酸塩として<u>1日1回3mgから開始し，1～2週間後に5mgに増量し</u>，経口投与する。高度のアルツハイマー型認知症患者には，5mgで4週間以上経過後，10mgに増量する。なお，症状により適宜減量する。

　本事例をみると，アルツハイマー型認知症の診療開始日は令和5年1月23日になっており，当月よりアリセプト®D錠の投与を開始していることが読み取れます。

　添付文書上，アリセプト®D錠の開始は3mgからとなっていますが，本事例は5mgを処方しています。

　このことから，用法・用量を遵守していないとして査定されたものになります。

　なお，前医にてアルツハイマー型認知症と診断され，既にアリセプト®D錠を服用していた場合はこの限りではありません。ただし，その場合においては<u>レセプトにその旨を記載しておかなければ，本事例のように査定となってしまうため，注意が必要です</u>。

42 オメプラール®錠 (PPI製剤)：ガスター®錠 (H₂ブロッカー) を併用していた事例

令和4年11月分	
傷病名	(1) 逆流性食道炎

査定前

(12) 再診料	73点×2
(80) 処方箋料 (リフィル以外・その他)	68点×2
【処方内容】 ガスター®錠20mg　2錠　28日分 オメプラール®錠20mg　1錠　7日分	

 このレセプトの問題点は?

査定後

(12) 再診料	73点×2
(80) 処方箋料 (リフィル以外・その他)	68点×2
【処方内容】 ガスター®錠20mg　2錠　28日分 ~~オメプラール®錠20mg　1錠　7日分~~ (査定事由：B)	

PPIを処方したところ，医学的に過剰・重複としてB査定された事例です。

本事例では，逆流性食道炎の患者に対し，H_2ブロッカー（ガスター®錠20mg）とPPI（オメプラール®錠20mg）が処方されています。両薬剤の添付文書の「効能又は効果」と「用法及び用量」には，以下の記載があります。

薬剤	効能又は効果（一部抜粋）	用法及び用量（一部抜粋）
ガスター®錠 20mg	胃潰瘍，十二指腸潰瘍，吻合部潰瘍，上部消化管出血（消化性潰瘍，急性ストレス潰瘍，出血性胃炎による），逆流性食道炎，Zollinger-Ellison症候群	通常成人にはファモチジンとして1回20mgを1日2回（朝食後，夕食後または就寝前）経口投与する。また，1回40mgを1日1回（就寝前）経口投与することもできる。
オメプラール®錠 20mg	胃潰瘍，十二指腸潰瘍，吻合部潰瘍，逆流性食道炎，Zollinger-Ellison症候群	≪胃潰瘍，吻合部潰瘍，十二指腸潰瘍，Zollinger-Ellison症候群≫ 通常，成人にはオメプラゾールとして1日1回20mgを経口投与する。なお，通常，胃潰瘍，吻合部潰瘍では8週間まで，十二指腸潰瘍では6週間までの投与とする。 ≪逆流性食道炎≫ 通常，成人にはオメプラゾールとして1日1回20mgを経口投与する。なお，通常，8週間までの投与とする。さらに再発・再燃を繰り返す逆流性食道炎の維持療法においては，1日1回10〜20mgを経口投与する。

本事例は「効果又は効能」「用法及び用量」どちらも遵守されており，一見問題ないようにみえますが，国民健康保険中央会が公開している「審査情報提供事例」に，以下の記載があります。

H₂ブロッカー（ガスター錠等）とプロトンポンプ・インヒビター（PPI）（オメプラール錠等）との併用投与は，原則として認めない。

これはH_2ブロッカーとPPIは同効の薬剤であり，併用による効果について一定の見解は得られていないため，原則として認められないと判断されているものです。

なお，本事例は，H_2ブロッカー（ガスター®錠）の投与中に症状が増悪したため，残薬があったもののやむをえずPPI（オメプラール®錠）に変更しており，実際は併用ではなかったのですが，その旨がわかる症状詳記がなかったために審査側に併用とみなされてしまいました。H_2ブロッカーとPPIを併用している場合は査定の対象ですが，本事例のように実際は併用していなくとも，レセプトからその事実が読み取れなければ査定されてしまうため，症状詳記等の対策が必要です。

43 クラビット®錠：処方日数が過剰と判断された事例

令和4年11月分	
傷病名	(1) 急性咽頭炎

査定前

(80) 処方箋料 (リフィル以外・その他)	68点×1
【処方内容】 クラビット®錠500mg　1錠　14日分	

 このレセプトの問題点は?

査定後

(80) 処方箋料 (リフィル以外・その他)	68点×1
【処方内容】 クラビット®錠500mg　1錠　~~14日分~~→7日分 (査定事由：B)	

解説 「抗菌薬の投与は最小限の期間にとどめる」

　急性咽頭炎の患者に対し，クラビット®錠を14日分処方したところ，保険診療上過剰・重複として7日分にB査定された事例です。

　クラビット®錠の添付文書の「重要な基本的注意」(一部抜粋) には以下の記載があります。

〈効能共通〉
1　本剤の使用にあたっては，耐性菌の発現等を防ぐため，原則として感受性を確認し，
　疾病の治療上必要な最小限の期間の投与にとどめること。
4　長期投与が必要となる場合には，経過観察を十分に行うこと。

　本事例は，この記載をもとに「急性咽頭炎」に対してクラビット®錠14日分の投与は過剰であると判断された事例となります。

　疾患によっては，添付文書に投与日数が明確に記載されているものもありますが，明確に記載がないものに関しては多くの場合，急性期疾患に対する抗菌薬の7日以上の投与は査定される傾向にあります。

　急性疾患に対して抗菌薬を処方する場合はいったん7日分までとし，その後も継続する必要がある場合は，検査等により必要性を判断した上で，その旨をレセプトに記載する等の対策が望まれます。

　抗菌薬は感染症の治癒等に大きく寄与する一方で，その使用量が増えれば薬剤耐性 (AMR) の問題がもたらされます。厚生労働省ではこうした薬剤耐性対策のために「抗微生物薬適正使用の手引き」を作成しています。急性気道感染症等各疾患における抗菌薬の投与日数の目安等が記載されているため，こうした手引きを活用することも査定対策のひとつと言えます。

44 クレナフィン®爪外用液：検査未施行で投与していた事例

令和5年5月分	
傷病名／診療開始日	(1) 腰痛症（主）／令和4年10月3日
	(2) 爪白癬／令和5年5月1日

査定前

(12) 再診料	72点×1
外来管理加算	52点×1
(80) 処方箋料（リフィル以外・その他）	68点×1
【処方内容】 クレナフィン®爪外用液10%　1本	

 このレセプトの問題点は?

査定後

(12) 再診料	72点×1
外来管理加算	52点×1
(80) 処方箋料（リフィル以外・その他）	68点×1
【処方内容】 ~~クレナフィン®爪外用液10%　1本~~（査定事由：C）	

解説 「クレナフィン®爪外用液は直接鏡検又は培養等に基づき爪白癬の確定診断がされた患者が対象」

　腰痛症で通院していた患者が爪白癬を発症したため，クレナフィン®爪外用液を処方したところ，医学的に保険診療上適当でないとしてC査定された事例です。

　クレナフィン®爪外用液の添付文書を確認してみると，「効能又は効果に関連する注意」に以下の記載がありました。

直接鏡検又は培養等に基づき爪白癬であると確定診断された患者に使用すること。

　もう一度レセプトを確認すると，爪白癬に対する検査は実施されておらず，検査による確定診断がなされないまま，クレナフィン®爪外用液が処方されていることがわかりました。

　本事例のように，添付文書上に「効能又は効果に関連する注意」として，処方に当たり実施が必要な検査等について記載されている医薬品があります。

　処方にあたり，このように注意が必要な医薬品についてはリストアップを行い，医師をはじめ，看護職員や医事課等で共有しておくことが査定対策として重要な取り組みとなります。

45 シロスタゾール®錠：うっ血性心不全の患者に対し処方していた事例

令和4年11月分	
傷病名	(1)脳梗塞後遺症 (2)うっ血性心不全

査定前

(80) 処方箋料 (リフィル以外・その他)	68点×1
【処方内容】 シロスタゾール®錠100mg　2錠　28日分	
(その他薬剤省略)	

 このレセプトの問題点は?

査定後

(80) 処方箋料 (リフィル以外・その他)	68点×1
【処方内容】 ~~シロスタゾール®錠100mg　2錠　28日分~~ (査定事由：C)	
(その他薬剤省略)	

解説 「うっ血性心不全の患者へのシロスタゾール®錠の投与は禁忌」

脳梗塞後遺症の患者に対し，シロスタゾール®錠を処方したところ，保険診療上適当でないとしてC査定された事例です。

シロスタゾール®錠の添付文書の「効能・効果」および「用法・用量」は以下の通りです。

【効能・効果】
慢性動脈閉塞症に基づく潰瘍，疼痛及び冷感等の虚血性諸症状の改善
脳梗塞（心原性脳塞栓症を除く）発症後の再発抑制
【用法・用量】
通常，成人には，シロスタゾールとして1回100mgを1日2回経口投与する。なお，年齢・症状により適宜増減する。

本事例のレセプトを見ると，傷病名，用法・用量ともに問題ないようにみえます。しかしながら，シロスタゾール®錠の添付文書の「禁忌」欄には，以下の記載があります。

【禁忌（次の患者には投与しないこと）】
(1) 出血している患者（血友病，毛細血管脆弱症，頭蓋内出血，消化管出血，尿路出血，喀血，硝子体出血等）［出血を助長するおそれがある。］
(2) うっ血性心不全の患者［症状を悪化させるおそれがある。］
(3) 本剤の成分に対し過敏症の既往歴のある患者
(4) 妊婦又は妊娠している可能性のある婦人

本事例の傷病名欄を見ると，「うっ血性心不全」がついており，禁忌に該当しています。これにより，査定された事例となります。

禁忌処方については，医事課職員ではなかなか気づくことができません。院外処方の場合，調剤薬局側が疑義照会をかけてくれることもありますが，それに頼る体制は好ましくありません。レセプトチェッカーでエラーが出るようにカスタマイズをする，禁忌処方について院内で情報共有する等，院内で未然に禁忌処方をしない体制づくりが重要です。

46 タケプロン®OD錠：頓服で 処方していた事例

令和4年11月分	
傷病名	(1) 再発・再燃を繰り返す逆流性食道炎の維持療法 (2) 呑酸症状

査定前

(80) 処方箋料 (リフィル以外・その他)　　　　　　　　　　　68点×1

【処方内容】
タケプロン®OD錠15mg　1錠　28回分　…………… 内服
タケプロン®OD錠15mg　1錠　5回分　…………… 頓服
(呑酸症状時)

 このレセプトの問題点は?

査定後

(80) 処方箋料 (リフィル以外・その他)　　　　　　　　　　　68点×1

【処方内容】
タケプロン®OD錠15mg　1錠　28回分　…………… 内服
~~タケプロン®OD錠15mg　1錠　5回分　…………… 頓服~~
　　　　　　　　　　　　　　　　　　　　　　(査定事由：C)

~~(呑酸症状時)~~

タケプロン®OD錠を内服と頓服で処方したところ，頓服分が保険診療上適当でないものとしてC査定された事例です。

　本事例の患者は，「再発・再燃を繰り返す逆流性食道炎の維持療法」としてタケプロン®OD錠を処方していました。内服を続けていたものの，呑酸症状が出始めたため，追加の処方として，タケプロン®OD錠を呑酸症状時の頓服として5回分処方していました。

　しかしながら，タケプロン®OD錠の添付文書の「用法及び用量」を確認したところ，「再発・再燃を繰り返す逆流性食道炎の維持療法」をはじめ，いずれの病名に対しても内服の用法のみの記載であり，頓服を認める記載はありません。

　本事例は，タケプロン®OD錠の用法が守られていない＝適応外使用として査定されたものです。

　医薬品は，「医薬品，医療機器等の品質，有効性及び安全性の確保等に関する法律」（医薬品医療機器等法）により承認された用法・用量，効能・効果等を遵守することが，有効性・安全性の前提となっています。よって，最新の添付文書を確認・遵守することが求められます。

　添付文書の用法・用量等から外れた処方をしていれば査定となるため，注意が必要です。

47 ディレグラ®配合錠：2週間を超えて投与していた事例

令和4年11月分	
傷病名	(1) アレルギー性鼻炎

査定前

(11) 初診料	288点×1
(80) 処方箋料 (リフィル以外・その他)	68点×1
【処方内容】 ディレグラ®配合錠　2錠　30日分	

 このレセプトの問題点は？

査定後

(11) 初診料	288点×1
(80) 処方箋料 (リフィル以外・その他)	68点×1
【処方内容】 ディレグラ®配合錠　2錠　~~30日分~~ → 14日分 (査定事由：C)	

解説 「ディレグラ®配合錠を２週間を超えて投与する場合は患者の症状の確認が必要」

アレルギー性鼻炎の患者に対し，ディレグラ®配合錠を処方したところ，保険診療上適当でないとして30日分から14日分へC査定された事例です。

ディレグラ®配合錠は，第2世代抗ヒスタミン薬であるフェキソフェナジン塩酸塩とα交感神経刺激薬である塩酸プソイドエフェドリンを配合したアレルギー性鼻炎の治療薬です。

鼻汁に効果の高い第2世代抗ヒスタミン薬に鼻粘膜の充血や腫脹を軽減する塩酸プソイドエフェドリンを配合することにより，鼻閉に対する改善効果が認められています。そのため，適応疾患は「アレルギー性鼻炎」のみであり，鼻閉症状が中等症以上の場合に使用を検討する薬剤となっています。

ディレグラ®配合錠の添付文書の「重要な基本的注意」には以下の記載があります。

8.1 本剤の使用は鼻閉症状が強い期間のみの最小限の期間にとどめ，鼻閉症状の緩解がみられた場合には，速やかに抗ヒスタミン剤単独療法等への切り替えを考慮すること。本剤を2週間を超えて投与したときの有効性及び安全性は臨床試験では検討されていない。2週を超えて投与する場合には患者の症状を確認しながら投与すること。

8.2 効果が認められない場合には，漫然と長期にわたり投与しないように注意すること。

本事例をみると，初診の患者に対し，ディレグラ®配合錠が30日分処方されています。

最小限にとどめるべきところを14日を超えて処方しており，また，初診時に30日分処方していることから，患者の症状を確認しながらの投与ではないことがわかります。

以上のことから，添付文書を踏まえ，14日分へ査定された事例となります。

アレルギー性疾患に対する処方については，患者の希望もあり，薬剤を比較的長めの日数で処方される医療機関もみられます。しかしながら，本事例のように，薬剤によっては長期にわたっての投与に注意を要するものもあるため，注意が必要です。

48 テネリア®錠(DPP-4阻害薬): トルリシティ®皮下注(GLP-1受容体作動薬)と併用していた事例

令和4年11月分	
傷病名	(1) 2型糖尿病 (その他傷病名省略)

査定前

(14) 在宅自己注射指導管理料 (1以外) (月27回以下)	650点×1
トルリシティ®皮下注0.75mgアテオス　4キット	
(80) 処方箋料 (リフィル以外・その他)	68点×1
特定疾患処方管理加算2 (処方箋料)	66点×1
【処方内容】 　テネリア®錠20mg　1錠　28日分	
(その他薬剤省略)	

➡ このレセプトの問題点は?

査定後

(14) 在宅自己注射指導管理料 (1以外) (月27回以下)	650点×1
トルリシティ®皮下注0.75mgアテオス　4キット	
(80) 処方箋料 (リフィル以外・その他)	68点×1
特定疾患処方管理加算2 (処方箋料)	66点×1
【処方内容】 　~~テネリア®錠20mg　1錠　28日分~~(査定事由:B)	
(その他薬剤省略)	

解説 「DPP-4阻害薬とGLP-1受容体作動薬の併用は査定される傾向」

2型糖尿病の患者に対し，トルリシティ®皮下注とテネリア®錠を処方したところ，保険診療上過剰・重複としてテネリア®錠が査定された事例です。

GLP-1受容体作動薬であるトルリシティ®皮下注とDPP-4阻害薬であるテネリア®錠，どちらも効能・効果は「2型糖尿病」であり，傷病名には問題ないことがわかります。

しかしながら，添付文書の「重要な基本的注意」には以下の記載があります。

トルリシティ®皮下注	本剤とDPP-4阻害剤はいずれもGLP-1受容体を介した血糖降下作用を有している。両剤を併用した際の臨床試験成績はなく，有効性及び安全性は確認されていない。
テネリア®錠	本剤とGLP-1受容体作動薬はいずれもGLP-1受容体を介した血糖降下作用を有している。両剤を併用した際の臨床試験成績はなく，有効性及び安全性は確立されていない。

どちらの添付文書にも，併用について有用性や安全性が確立されていないと記載があります。明確に併用不可とは記載がないものの，併用は適切でないと判断され，査定された事例となります。

なお，本事例ではトルリシティ®皮下注とテネリア®錠でしたが，そのほかのGLP-1受容体作動薬とDPP-4阻害薬の併用にも注意が必要です（表）。

表　GLP-1受容体作動薬とDPP-4阻害薬

GLP-1受容体作動薬	DPP-4阻害薬
• ビクトーザ®皮下注	• ジャヌビア®錠
• オゼンピック®皮下注	• エクア®錠
• トルリシティ®皮下注	• ネシーナ®錠
• リキスミア®皮下注	• トラゼンタ®錠
• バイエッタ®皮下注	• テネリア®錠
• ビデュリオン®皮下注	• オングリザ®錠
• リベルサス®錠	• スイニー®錠
• マンジャロ®皮下注	• ザファテック®錠
	• マリゼブ®錠
	など

49 デパス®錠：高齢者に対する1日 投与量の上限を超えていた事例

令和4年11月分	
傷病名	(1) 不眠症 (2) 不安神経症
年齢	81歳

査定前

(12) 再診料	73点×1
(80) 処方箋料 (リフィル以外・その他)	68点×1
【処方内容】 　デパス®錠0.5mg　6錠　30日分	

 このレセプトの問題点は?

査定後

(12) 再診料	73点×1
(80) 処方箋料 (リフィル以外・その他)	68点×1
【処方内容】 　デパス®錠0.5mg　~~6錠~~ → 3錠　30日分 (査定事由：B)	

解説「高齢者に対するデパス®錠の１日投与量の上限は1.5mg」

　不眠症の高齢患者に対し，デパス®錠を処方したところ，保険診療上過剰・重複となるとして，6錠から3錠へB査定された事例です。

　デパス®錠の添付文書の「効能又は効果」は以下です。

○神経症における不安・緊張・抑うつ・神経衰弱症状・睡眠障害
○うつ病における不安・緊張・睡眠障害
○心身症（高血圧症，胃・十二指腸潰瘍）における身体症候ならびに不安・緊張・抑うつ・睡眠障害
○統合失調症における睡眠障害
○下記疾患における不安・緊張・抑うつおよび筋緊張 頸椎症，腰痛症，筋収縮性頭痛

　本事例の傷病名には，「不眠症」と「不安神経症」がついており，デパス®錠の効能・効果にある「神経症における不安・緊張・抑うつ・神経衰弱症状・睡眠障害」に該当していますが，デパス®錠の「用法及び用量」には次の記載があります。

〈神経症，うつ病〉
通常，成人にはエチゾラムとして1日3mgを3回に分けて経口投与する。
〈心身症，頸椎症，腰痛症，筋収縮性頭痛〉
通常，成人にはエチゾラムとして1日1.5mgを3回に分けて経口投与する。
〈睡眠障害〉
通常，成人にはエチゾラムとして1日1～3mgを就寝前に1回経口投与する。
なお，いずれの場合も年齢，症状により適宜増減するが，高齢者には，エチゾラムとして1日1.5mgまでとする。

　本事例の患者は81歳と，高齢者注に該当しており，1.5mgが上限となります。

　注：65歳以上を目安とする。必要に応じて75歳以上や「○歳以上」等の年齢区分に関する情報が記載されることもある。

　本事例は，デパス®錠0.5mg×6錠＝3mgが処方されています。よって，高齢者に処方する用量の上限を超えているとして，デパス®錠0.5mg×3錠＝1.5mgへ査定されたケースです。

　本事例はデパス®錠でしたが，この他にも不眠症に効能・効果のあるベルソムラ®やハルシオン®，サイレース®等も同様に高齢者に対する1日投与量の上限が定められています。

　高齢者に医薬品を処方する際は，傷病名だけではなく，1日投与量の上限にも注意が必要です。

50 ファムビル®錠：単純疱疹に対して処方日数が過剰であった事例

令和4年11月分	
傷病名	(1)単純疱疹

査定前

(80) 処方箋料 (リフィル以外・その他)	68点×1

【処方内容】
ファムビル®錠250mg　3錠　7日分

 このレセプトの問題点は？

査定後

(80) 処方箋料 (リフィル以外・その他)	68点×1

【処方内容】
ファムビル®250mg　3錠　~~7日分~~ → 5日分 (査定事由：C)

解説 「単純疱疹に対するファムビル®錠の処方は5日間」

単純疱疹の患者に対し，ファムビル®錠を7日分処方したところ，保険診療上適当でないとして2日分がC査定された事例です。

単純疱疹に対するファムビル®の添付文書上の「用法・用量」は以下の通りです。

通常，成人にはファムシクロビルとして1回250mgを1日3回経口投与する。また，再発性の単純疱疹の場合は，通常，成人にはファムシクロビルとして1回1000mgを2回経口投与することもできる。

本事例をみると，用法・用量は守られており，一見問題ないようにみえます。

しかしながら，ファムビル®の添付文書の「用法・用量に関連する注意」には以下の記載があります。

〈単純疱疹に対して1回250mgを1日3回投与する場合〉

7.3 本剤の投与は，発病初期に近いほど効果が期待できるので，早期に投与を開始すること。

7.4 本剤は，原則として，5日間使用すること。改善の兆しが見られないか，あるいは悪化する場合には，速やかに他の治療に切り替えること。

本事例は，本来5日間の使用が求められているファムビル®錠を7日分処方しており，不適当として5日を超えた2日分が査定された事例となります。

疾患による処方日数に規定がある場合，添付文書に記載がありますが，薬剤によりその記載箇所が異なる場合があります。「用法・用量」の項に記載がなくても，本事例のように「用法・用量に関連する注意」等に記載がある場合もあるため，添付文書を確認する際は注意が必要です。

51 ベシケア®OD錠：原疾患の記載がなかった事例

令和4年11月分	
傷病名	(1) 高血圧症 (2) 狭心症 (3) 肩関節周囲炎 (4) 頻尿

査定前

(80) 処方箋料 (リフィル以外・その他)	68点×1
特定疾患処方管理加算1 (処方箋料)	18点×1
【処方内容】 ベシケア®OD錠5mg　1錠　14日分	
(その他薬剤省略)	

➡ このレセプトの問題点は?

査定後

(80) 処方箋料 (リフィル以外・その他)	68点×1
特定疾患処方管理加算1 (処方箋料)	18点×1
【処方内容】 ~~ベシケア®OD錠5mg　1錠　14日分~~(査定事由：C)	
(その他薬剤省略)	

「ベシケア®OD錠の適応は過活動膀胱における尿意切迫感等」

　かかりつけの患者より頻尿症状の訴えがあったため，ベシケア®OD錠を処方したところ，保険診療上適当でないとしてC査定された事例です。

　ベシケア®OD錠の「効能又は効果」及び「用法及び用量」は以下の通りです。

【効能又は効果】
過活動膀胱における尿意切迫感，頻尿及び切迫性尿失禁
【用法及び用量】
通常，成人にはコハク酸ソリフェナシンとして5mgを1日1回経口投与する。
なお，年齢，症状により適宜増減するが，1日最高投与量は10mgまでとする。

　本事例を確認すると，ベシケア®OD錠の効能・効果の「過活動膀胱における尿意切迫感，頻尿及び切迫性尿失禁」に対して，傷病名は「頻尿」のみとなっており，「過活動膀胱」の記載はありません。

　本事例はレセプトの傷病名のみでは頻尿の原疾患（過活動膀胱）が読み取れないとして査定されたものです。

　ベシケア®OD錠の査定については，本事例のほかに「神経因性膀胱」の病名で処方し，査定されている事例も散見されます。「神経因性膀胱」には適応がありませんので，こちらも注意が必要です。

　本事例では，レセプトチェッカーにてベシケア®OD錠が処方された場合に「過活動膀胱」がついていない場合はエラーが出るようカスタマイズする等の対策が考えられます。

　傾向として，本事例のように原疾患の記載がないために査定される事例が増えてきているように感じます。傷病名の数はあまり増やしたくないところではありますが，レセプト点検時には，「レセプトから原疾患が読み取れるか？」といった観点で傷病名を確認する必要がありそうです。

52 ミカルディス®錠：肝障害のある患者に処方していた事例

令和4年6月分	
傷病名／診療開始日	(1)高血圧症／令和3年5月10日 (2)肝機能障害／令和4年6月13日

査定前

(80) 処方箋料（リフィル以外・その他）	68点×1

【処方内容】
ミカルディス®錠40mg 2錠 30日分

 このレセプトの問題点は？

査定後

(80) 処方箋料（リフィル以外・その他）	68点×1

【処方内容】
ミカルディス®錠40mg ~~2錠~~→1錠 30日分（査定事由：C）

「肝障害のある患者へのミカルディス®錠の投与は 40mgまで」

　高血圧症の患者に対し，ミカルディス®錠を処方したところ，保険診療上適当でないとして，2錠から1錠へC査定された事例です。

　本事例の患者は，高血圧症に対し，ミカルディス®錠の処方を継続しながら経過観察をしている方でした。これまでミカルディス®錠の査定はされたことはなく，当該月から急に査定されてしまったのです。

　ミカルディス®錠の「効能又は効果」及び「用法及び用量」は以下です。

2章　レセプト事例に学ぶ

【効能又は効果】
高血圧症
【用法及び用量】
通常，成人にはテルミサルタンとして40mgを1日1回経口投与する。ただし，1日20mgから投与を開始し漸次増量する。
なお，年齢・症状により適宜増減するが，1日最大投与量は80mgまでとする。

　本事例をみると，傷病名，用法・用量ともにやはり問題はありません。

　しかしながら，「用法及び用量に関連する注意」を確認すると，以下の記載がありました。

肝障害のある患者に投与する場合，最大投与量は1日1回40mgとする。

　本事例の傷病名を確認すると，当該月から「肝機能障害」の病名がついています。

　つまり，当該月から1日最大投与量が40mgまでしか認められなくなったにも関わらず，これまで通り1日最大投与量80mgの処方を継続していたために査定された事例となります。

　今まで査定されていなかった薬剤が急に査定され始めた場合，新たな傷病名がついたことにより禁忌処方となってしまっていたり，本事例のように用法・用量上の制限にひっかかっていたりするケースが多い印象です。

　このようなケースは未然に防ぐことがなかなか難しいため，発生した場合に改善・情報共有し，再発防止を図ることが重要です。

53 モーラス®テープ：病名と処方箋での部位が一致していなかった事例

令和4年11月分	
傷病名	(1) 腰痛症

査定前

(80) 処方箋料 (リフィル以外・その他)	68点×1
【処方内容】 モーラス®テープ　56枚 (両肩)	
(その他薬剤省略)	

このレセプトの問題点は?

査定後

(80) 処方箋料 (リフィル以外・その他)	68点×1
【処方内容】 ~~モーラス®テープ　56枚~~ (査定事由：C) ~~(両肩)~~	
(その他薬剤省略)	

「レセプトと処方箋の内容が一致していなければ査定の対象となる」

腰痛症の患者に対し，モーラス®テープを処方したところ，保険診療上適当でないものとしてC査定された事例です。

モーラス®テープの「効能・効果」および「用法・用量」は以下の通りです。

【効能・効果】
○下記疾患並びに症状の鎮痛・消炎
腰痛症（筋・筋膜性腰痛症，変形性脊椎症，椎間板症，腰椎捻挫），変形性関節症，肩関節周囲炎，腱・腱鞘炎，腱周囲炎，上腕骨上顆炎（テニス肘等），筋肉痛，外傷後の腫脹・疼痛
○関節リウマチにおける関節局所の鎮痛
【用法・用量】
1日1回患部に貼付する。

本事例を確認すると，レセプトの傷病名欄にはモーラス®テープの適応である「腰痛症」の記載はありますが，処方箋の貼付する部位として記載があるのは「両肩」となっており，病名と貼付部位に齟齬が生じています。

本事例の場合，「肩関節周囲炎」に対してモーラス®テープを処方していましたが，当該病名の記載が漏れており，かつ，既に「腰痛症」がついていたため，レセプトチェッカーでもエラーが出ずにレセプト点検時も見逃されてしまい，査定となってしまったものでした。

レセプト点検時における病名チェックでは，適応病名がついているかどうかのみで確認をしてしまいがちですが，審査側は医科レセプトに記載された傷病名と調剤レセプトに記載された医薬品の適応，投与量および投与日数についても点検を行うため，処方箋の内容との齟齬がないかについても確認をすることが望まれます。

なお，湿布薬については，1処方につき63枚までという制限があります。これは湿布薬の種類ごとの上限枚数ではなく，1処方におけるすべての種類の湿布薬の合計枚数を指します。

医師が疾患の特性等により必要性があると判断した場合は，その理由を処方箋およびレセプトに記載することで63枚を超えて処方することも可能とされていますが，63枚を超えて処方した場合，ほとんど査定されているのが現状です。そのため，湿布薬の処方は1回当たり63枚以内に抑えておくことが1番の対策と言えます。

54 リリカ®カプセル：適応病名がなかった事例

令和4年11月分	
傷病名	(1) 頸椎症

査定前

(80) 処方箋料 (リフィル以外・その他)	68点×1

【処方内容】
リリカ®カプセル75mg　2カプセル　28日分

（その他薬剤省略）

 このレセプトの問題点は？

査定後

(80) 処方箋料 (リフィル以外・その他)	68点×1

【処方内容】
~~リリカ®カプセル75mg　2カプセル　28日分~~（査定事由：A)

（その他薬剤省略）

解説 「リリカ®カプセルの適応は神経障害性疼痛等」

　頚椎症の患者に対し，リリカ®カプセルを処方したところ，保険診療上適応でないとしてA査定された事例です。

　リリカ®カプセルの「効能又は効果」は以下の通りです。

【効能又は効果】
○神経障害性疼痛
○線維筋痛症に伴う疼痛

　本事例の傷病名を確認すると「頚椎症」とありますが，リリカ®カプセルの適応である「神経障害性疼痛」「線維筋痛症に伴う疼痛」に関する病名がありません。

　処方した医師は，頚椎症で神経痛がある患者であるため，神経障害性疼痛に該当するものと考えて処方したものでした。

　頚椎症は，老化により脊柱管や椎間孔が狭くなり，脊髄や神経根が圧迫されることにより，頚部の痛み等の症状が発現したものの総称です。部位により，頚椎症性脊髄症，頚椎症性神経根症と呼ばれます。症状としては，痛みやしびれ，運動障害等があります。

　頚椎症になったからといって，必ずしも痛みがあるわけではなく，患者によってはしびれや感覚異常だけという方もいます。

　よって，「頚椎症」という病名のみでは「神経障害性疼痛」であるとは言えないとして，査定された事例となります。

　傷病名が多いことで，審査側の心象が悪くなることを懸念し，必要最小限の病名のみで請求される医療機関もみられます。しっかりと病名も整理され，それ自体は大変素晴らしいことですが，薬剤については添付文書の効能・効果と異なる病名をつけていた場合，審査側に疑問を持たれやすくなってしまいます。特別な事情がない限りは，添付文書通りに病名をつけることが対策となります。

　なお，「神経障害性疼痛」の病名があっても，原疾患の病名がついていない場合，査定となる可能性があるため，こちらも併せて注意が必要です。

2章 レセプト事例に学ぶ

55 ロコア®テープ：NSAIDsと併用していた事例

令和4年11月分	
傷病名	(1)変形性膝関節症

査定前

(80) 処方箋料(リフィル以外・その他)	68点×1

【処方内容】
ロキソニン®錠60mg　3錠　30日分
ロコア®テープ　30枚

(その他薬剤省略)

 このレセプトの問題点は？

査定後

(80) 処方箋料(リフィル以外・その他)	68点×1

【処方内容】
ロキソニン®錠60mg　3錠　30日分
~~ロコア®テープ　30枚~~(査定事由：B)

(その他薬剤省略)

解説

「ロコア®テープとNSAIDsの併用は原則認められない」

変形性膝関節症の患者に対し，NSAIDsであるロキソニン®錠と経皮吸収型鎮痛消炎剤であるロコア®テープを処方したところ，保険診療上過剰・重複としてロコア®テープがB査定された事例です。

各薬剤の添付文書の「用法及び用量に関連する注意」には以下の記載があります。

2章 レセプト事例に学ぶ

ロキソニン®錠	他の消炎鎮痛剤との併用は避けることが望ましい。
ロコア®テープ	本剤2枚貼付時の全身曝露量がフルルビプロフェン経口剤の通常用量投与時と同程度に達することから，1日貼付枚数は2枚を超えないこと。本剤投与時は他の全身作用を期待する消炎鎮痛剤との併用は可能な限り避けることとし，やむを得ず併用する場合には，必要最小限の使用にとどめ，患者の状態に十分注意すること。

どちらの添付文書にも，他の消炎鎮痛剤との併用は可能な限り併用しないことが求められています。本事例は，ロキソニン®錠とロコア®テープの併用が必要である症状詳記もないため，処方内容が過剰であると判断され，査定されたものです。

しかしながら，ロコア®テープの添付文書には他の消炎鎮痛剤について，「やむを得ず併用する場合には，必要最小限の使用にとどめ」と記載があります。地域差がある可能性はありますが，NSAIDs（本事例ではロキソニン®錠）が頓服で処方されている場合は，必要最小限として併用が認められているようです。

ロコア®テープとNSAIDsの併用については，もともとNSAIDsが処方されていた患者について，ロコア®テープを追加処方し査定されるというケースが多くみられるため，注意が必要です。

56 皮内，皮下および筋肉内注射：在宅自己注射指導管理料算定薬剤を算定していた事例

令和4年11月分	
傷病名	(1) 2型糖尿病

査定前

(14) 在宅自己注射指導管理料 (1以外) (月28回以上)　　750点×1

　　トルリシティ®皮下注0.75mgアテオス®　0.5mL　1キット

　　薬剤支給日数 (在宅自己注射指導管理料)　28日分

(31) 皮内，皮下および筋肉内注射　　　　　　　　　22点×1

　　トルリシティ®皮下注0.75mgアテオス®　0.5mL　1キット

 このレセプトの問題点は?

査定後

(14) 在宅自己注射指導管理料 (1以外) (月28回以上)　　750点×1

　　トルリシティ®皮下注0.75mgアテオス®　0.5mL　1キット

　　薬剤支給日数 (在宅自己注射指導管理料)　28日分

(31) ~~皮内，皮下および筋肉内注射~~　　　　　　　22点×1 (査定事由：C)

　　~~トルリシティ®皮下注0.75mgアテオス®　0.5mL　1キット~~

解説 「在宅自己注射指導管理料と同一薬剤の注射は手技料・薬剤ともに算定できない」

　在宅自己注射指導管理料を算定している患者に対し，皮内，皮下および筋肉内注射および薬剤を算定したところ，保険診療上適当ではないとしてC査定された事例です。

　本事例をみると， 在宅自己注射で使用している薬剤と同一の薬剤が注射の項（31）でも算定されています。

　在宅自己注射指導管理料の算定要件には以下の記載があります。別表第九は 2章3-16「在宅自己注射指導管理料導入初期加算／処方の変更に該当しなかった事例」，58頁，表を参照して下さい。

在宅自己注射指導管理料を算定している患者の外来受診時（緊急時に受診した場合を除く。）に，当該在宅自己注射指導管理に係る区分番号「G000」皮内，皮下及び筋肉内注射，区分番号「G001」静脈内注射を行った場合の費用及び当該注射に使用した当該患者が在宅自己注射を行うに当たり医師が投与を行っている特掲診療料の施設基準等の別表第九に掲げる注射薬の費用は算定できない。なお，緊急時に受診した場合の注射に係る費用を算定する場合は，診療報酬明細書の摘要欄に緊急時の受診である旨を記載すること。

　つまり，緊急時以外は在宅自己注射で使用している薬剤に対する注射の手技料およびその薬剤料は算定できません。

　本事例では， 受診日がたまたまトルリシティ®皮下注の実施日であったため（トルリシティ®は週に1回皮下注射する），医療機関が善意で実施したものでした。当然ながら緊急の受診ではないため，本算定要件を満たしていないとして査定された事例でした。

　なお，在宅自己注射指導管理料を算定している患者に対し，在宅患者訪問診療を行っている場合，訪問診療日に行う皮内，皮下および筋肉注射，静脈内注射，点滴注射の費用は薬剤料および特定保険医療材料料を含め算定できないため，こちらも注意が必要です。

57 点滴注射：1日2回算定していた事例

令和4年11月分

査定前

(12) 再診料	73点×1
同日再診料	73点×1
(33) 点滴注射	99点×2
（点滴薬剤省略）	

 このレセプトの問題点は?

査定後

(12) 再診料	73点×1
同日再診料	73点×1
(33) 点滴注射	99点×~~2~~→1（査定事由：D）
（点滴薬剤省略）	

「点滴注射の手技料は1日1回まで」

1日に2回来院した患者に対し，点滴注射を2回実施したところ，そのうち1回が算定要件と合致しないとしてD査定された事例です。

点滴注射の算定要件には以下の記載があります。

G004　点滴注射（1日につき）

1　6歳未満の乳幼児に対するもの（1日分の注射量が100mL以上の
　　場合）　　　　　　　　　　　　　　　　　　　　　　　　　　　101点
2　1に掲げる者以外の者に対するもの（1日分の注射量が500mL以
　　上の場合）　　　　　　　　　　　　　　　　　　　　　　　　　99点
3　その他の場合（入院中の患者以外の患者に限る。）　　　　　　　　50点

「1日につき」という記載があることから，点滴注射の手技料は実施した回数に関わらず1日1回のみの算定となります。

本事例は，同日に2回点滴注射の手技料を算定していることから，この要件を満たしていないものとして査定されたものとなります。

なお，この場合において手技料は算定できませんが，薬剤料は算定可能です。

この際，注意が必要なのは，手技料の算定区分です。点滴注射の手技料は，年齢（6歳未満か）と1日の注射量（500mL以上か）により点数が異なります。

たとえば，1回目の点滴の注射量が300mLであった場合，「3　その他の場合（入院中の患者以外の患者に限る。）」の50点を算定することになりますが，2回目の点滴の注射量が200mLであった場合，1回目と合わせて1日の注射量が500mLとなります。この場合，点滴注射の手技料は「2　1に掲げる者以外に対するもの（1日の注射量が500mL以上の場合）」の99点が算定可能となります。

そのほかにも査定されやすいものとして，同一日の点滴注射と静脈注射があります。

同一日に点滴注射と静脈注射を実施した場合は，以下の注射の通則により，主たるもののみ算定をするため，こちらも注意が必要です。

区分番号「G001」静脈内注射，区分番号「G004」点滴注射，区分番号「G005」中心静脈注射又は区分番号「G006」植込型カテーテルによる中心静脈注射のうち2以上を同一日に併せて行った場合は，主たるものの所定点数のみ算定する。

---

58 アルツディスポ®関節注：適応病名がなかった事例

令和4年11月分	
傷病名	(1)右変形性肩関節症

査定前

(12) 再診料	73点×1
外来管理加算	52点×1
(33) 関節腔内注射	80点×1
アルツディスポ®関節注25mg　1%2.5mL　1筒（薬価省略） 右肩	

　このレセプトの問題点は?

査定後

(12) 再診料	73点×1
外来管理加算	52点×1
(33) ~~関節腔内注射~~	~~80点×1~~ (査定事由：A)
~~アルツディスポ®関節注25mg　1%2.5mL　1筒（薬価省略）~~ 右肩	

「肩に対するアルツディスポ®関節注の適応病名は肩関節周囲炎」

右変形性肩関節症の患者に対し，関節腔内注射としてアルツディスポ®関節注を施行したところ，保険診療上適応でないとしてA査定された事例です。

アルツディスポ®関節注の添付文書の「効能又は効果」には以下の記載があります。

○変形性膝関節症，肩関節周囲炎
○関節リウマチにおける膝関節痛（下記(1)～(4)の基準を全て満たす場合に限る）
(1)抗リウマチ薬等による治療で全身の病勢がコントロールできていても膝関節痛の
(2)ある場合
(3)全身の炎症症状がCRP値として10mg/dL以下の場合
(4)膝関節の症状が軽症から中等症の場合
　　膝関節のLarsen X線分類がGradeⅠからGradeⅢの場合

肩に関する適応病名は「肩関節周囲炎」ですが，本事例の傷病名を確認すると「右変形性肩関節症」となっています。適応病名には"変形性"の病名もありますが，部位は「膝」であり，「肩」に関しては記載がありません。

以上のことから，適応病名（肩関節周囲炎）がない＝保険診療上適応でないと判断され，査定された事例になります。

なお，変形性肩関節症以外にも，肩腱板断裂の病名でも査定の対象となります。部位に合った適応病名が必要となりますので，注意が必要です。

59 運動器リハビリテーション料：肋骨骨折患者に対して算定していた事例

令和4年11月分	
傷病名	(1)肋骨骨折

査定前

(80)運動器リハビリテーション料（Ⅰ）	185点×8

　このレセプトの問題点は?

査定後

(80)~~運動器リハビリテーション料（Ⅰ）~~	~~185点×8~~(査定事由：C)
→消炎鎮痛等処置	35点×8

「肋骨骨折に対する運動器リハビリテーション料は認められない」

肋骨骨折患者に対し，運動器リハビリテーション料を算定したところ，保険診療上適当でないとしてすべてC査定された事例です。

運動器リハビリテーション料を含む疾患別リハビリテーション料には，それぞれ対象患者が定められています。運動器リハビリテーション料の対象患者は表の通りです。

表　運動器リハビリテーション料の対象患者

1. 急性発症した運動器疾患またはその手術後の患者
・上・下肢の複合損傷（骨，筋・腱・靱帯，神経，血管のうち3種類以上の複合損傷）
・脊椎損傷による四肢麻痺（1肢以上）
・体幹・上・下肢の外傷・骨折，切断・離断（義肢）
・運動器の悪性腫瘍　など
2. 慢性の運動器疾患により，一定程度以上の運動機能および日常生活能力の低下を来している患者
・関節の変性疾患
・関節の炎症性疾患
・熱傷瘢痕による関節拘縮
・運動器不安定症
・糖尿病足病変　など

本事例の肋骨骨折は，「体幹・上・下肢の外傷・骨折，切断・離断（義肢）」に該当し，一見問題ないようにみえます。

しかしながら，肋骨骨折の治療は，肺や心臓，血管の損傷がないのであれば，疼痛が軽度な場合，消炎鎮痛剤の内服と湿布などでの経過観察，疼痛が強い場合，バストバンドなどの固定帯による圧迫固定が追加されるのが一般的です。つまり，肋骨骨折に対する治療は，治癒するまで安静にすることが主であり，積極的にリハビリテーションを行うことは一般的とは言えません。

以上のことから，肋骨骨折患者に対しての運動器リハビリテーション料は適当とは言えず，消炎鎮痛等処置に置き換えられた事例です。

算定要件上対象となっていても，本事例のように疾患によってはリハビリテーションを実施することが有用でないと判断されれば，査定されてしまいます。算定要件上正しいかの確認ももちろん重要ですが，臨床的に診療行為に妥当性があるかという観点も必要です。

60 創傷処置：創傷処理と同日に算定していた事例

令和4年11月分	
傷病名	(1)右手首切創

査定前

(11) 初診料	288点×1
(40) 創傷処置(100cm²未満)	52点×1
右手首	
(50) 創傷処理(筋肉, 臓器に達しない)(長径5cm未満)	530点×1
キシロカイン®注ポリアンプ1%　5mL　1管(薬価省略)×1	
右手首	

 このレセプトの問題点は?

査定後

(11) 初診料	288点×1
(40) ~~創傷処置(100cm²未満)~~	~~52点×1~~(査定事由：D)
右手首	
(50) 創傷処理(筋肉, 臓器に達しない)(長径5cm未満)	530点×1
キシロカイン®注ポリアンプ1%　5mL　1管(薬価省略)×1	
右手首	

「手術当日に手術に伴って行った処置は算定できない」

　右手首切創で受診した初診患者に対し，創傷処理と創傷処置を算定したところ，算定要件に合致しないとして創傷処置がD査定された事例です。

　「創傷処理」と「創傷処置」，名称が非常に似ていますがまったく別物です。

| 創傷処理 | 切・刺・割創または挫創に対して切除，結紮または縫合（ステープラーによる縫合を含む）を行う手術のこと |
| 創傷処置 | 創部からの感染を防ぎ，治癒過程を助けることを目的とした簡単な消毒やガーゼの被覆などの処置のこと |

　つまり，切除，結紮，縫合の有無が大きな違いとなります。創傷処置は，擦過傷や軽度の褥瘡，手術創や縫合を要しない比較的小さな切創などが対象となります。

　本事例は，右手首切創に対し縫合を行ったため創傷処理を，手術創（縫合創）に対し消毒およびガーゼによる被覆を行ったため創傷処置を算定しており，一見問題ないようにみえます。しかしながら，手術の通則には以下の記載があります。

　手術当日に，手術（自己血貯血を除く。）に関連して行う処置（ギプスを除く。）の費用及び注射の手技料は，術前，術後にかかわらず算定できない。

　本事例は，手術当日に手術創（縫合創）に対する消毒などを行っていることから，当該通則を満たしていないとして査定された事例となります。なお，「手術当日」とあるため，翌日以降の手術創に対する創傷処置は算定可能です。

　本事例では該当しませんが，創傷処理を行う部位と創傷処置を行う部位が異なる場合は，手術当日であっても，創傷処理と創傷処置の併算定は可能です。この場合は，傷病名をつけることはもちろんですが，以下の通り，創傷処理，創傷処置をどの部位に行ったかを記載することが必要です。

【例】転倒により左手（挫創）と左前腕（擦過傷）を受傷，左手に創傷処理，
　　　左前腕に創傷処置を実施した場合

| 傷病名 | (1) 右手首切創
(2) 左前腕擦過傷 |

（診察料などは省略）
(40) 創傷処置（100cm² 未満）　　　　　　　　　　　52点×1
　　　5%ヒビテン®液10mL（薬価省略）×1
(50) 創傷処理（筋肉，臓器に達しない）（長径5cm未満）　530点×1
　　　キシロカイン®注ポリアンプ1%　5mL　1管（薬価省略）×1
　　　左手

61 熱傷処置：2月を超えて算定していた事例

令和5年1月分	
傷病名	(1)左足第2度熱傷
診療開始日	令和4年11月8日
当月受診日(熱傷処置を行った日)	5日, 7日, 10日, 12日

査定前

(12) 再診料	73点×4
(13) 熱傷処置(100cm²未満)	135点×4
初回年月日(熱傷処置)：令和4年11月8日	

 このレセプトの問題点は?

査定後

(12) 再診料	73点×4
(13) 熱傷処置(100cm²未満)	135点×4 → 2 (査定事由：D)
創傷処置(100cm²未満)	52点×2
初回年月日(熱傷処置)：令和4年11月8日	

解説 「熱傷処置を算定できるのは初回の処置を行った日から起算して2月まで」

　左足第2度熱傷の患者に対し，熱傷処置を行ったところ，算定要件に合致していないとして熱傷処置の2回分が創傷処置へD査定された事例です。

　熱傷処置の注意書きには，以下の記載があります。

初回の処置を行った日から起算して2月を経過するまでに行われた場合に限り算定し，それ以降に行う当該処置については，区分番号 J000に掲げる創傷処置の例により算定する。

　本事例をみると，初回年月日が令和4年11月8日となっています。つまり，熱傷処置が算定できるのは，令和5年1月7日までということになります。

　本事例は，初回の処置を行った日から2月を過ぎた10日と12日についても熱傷処置を算定していることから，創傷処置へ査定されたものです（重度褥瘡処置についても同様の考え方）。

　なお，他医療機関で初回の処置を行った場合，「初回の処置を行った日」は他医療機関での初回処置日になりますので，注意が必要です。

　また，熱傷処置は処置を行う範囲によって算定する点数が異なりますが，「100cm²未満」の点数に関しては，第1度熱傷では算定できず，基本診療料に含まれますので，こちらも併せて注意が必要です。

62 血腫, 膿腫穿刺:小範囲のものに対して算定していた事例

令和4年11月分	
傷病名	(1)右母指爪下血腫

査定前

(40) 血腫穿刺	80点×1

⬇ **このレセプトの問題点は?**

査定後

(40) ~~血腫穿刺~~	~~80点×1~~ (査定事由:C)

「小範囲のものに対しては血腫，膿腫穿刺は算定できない」

　右母指爪下血腫の患者に対し，血腫穿刺を行ったところ，医学的に適当でないとしてC査定された事例です。

　血腫穿刺の算定要件については，処置の通則に以下の記載があります。

血腫，膿腫その他における穿刺は，新生児頭血腫又はこれに準ずる程度のものに対して行う場合は，区分番号「J059-2」血腫，膿腫穿刺により算定できるが，小範囲のものや試験穿刺については，算定できない。」

　つまり，新生児頭血腫大程度のものが適応であり，それより小さいものは小範囲と判断されます。

　本事例は，右母指爪下血腫に対して血腫穿刺を行っていますが，部位から新生児頭血腫より小さい血腫であることが推測されます。そのため，算定要件上の「小範囲のもの」として血腫穿刺の対象とはならないとして査定された事例となります。

　また，処置の通則には，以下の記載もあります。

第1節（筆者注：処置料）に掲げられていない処置であって簡単なものの費用は，薬剤又は特定保険医療材料を使用したときに限り，第3節（筆者注：薬剤）又は第4節（筆者注：特定保険医療材料）の各区分の所定点数のみにより算定する。

　ここでいう「簡単なもの」とは，浣腸，注腸，注入，$100cm^2$未満の第1度熱傷の熱傷処置，$100cm^2$未満の皮膚科軟膏処置，洗眼，点眼，点耳，簡単な耳垢栓除去，鼻洗浄，狭い範囲の湿布処置などを指します。これらの簡単な処置に関しては，基本診療料に含まれ，別に算定ができません。本事例も，簡単な処置として基本診療料に含まれるという考え方となります。

　なお，この場合であっても，使用した薬剤や特定保険医療材料については処置薬として算定できるため，算定漏れには注意が必要です。

63 扁桃処置：病名がなかった事例

令和4年11月分	
傷病名	(1) 扁桃炎

査定前

(40) 扁桃処置	40点×1

⬇ **このレセプトの問題点は?**

査定後

(40) ~~扁桃処置~~	~~40点×1~~ (査定事由：A)

解説 「扁桃処置は慢性扁桃炎の急性増悪等が対象」

扁桃炎の患者に対し，扁桃処置を行ったところ，保険診療上適応とならないとしてA査定された事例です。

増減点連絡書には，「『扁桃処置』を必要とする程度の傷病名，状態・病態または症状詳記等の記載がありません。当該診療行為は，療養担当規則第20条第五号手術及び処置のロに，『処置は，必要の程度において行う。』とされていますので，ご留意願います。」との記載がありました。

扁桃処置の算定要件には，以下の記載があります。

扁桃処置は，慢性扁桃炎の急性増悪，急性腺窩（陰窩）性扁桃炎，扁桃周囲炎又は扁桃周囲膿瘍等に対し，膿栓吸引，洗浄等を行った場合に算定する。

本事例の傷病名をみると，「扁桃炎」とあるものの，急性なのか慢性なのかが不明瞭であり，症状詳記もありません。このことにより，扁桃処置の対象ではないとして査定された事例となります。

本事例では，レセプトチェッカーにて扁桃処置に対する病名がなければ，エラーが出るようにカスタマイズを行うなどの対策が考えられます。

なお，扁桃処置については特に規定がないため，片側のみの処置でも，両側の処置でも1回の算定となります。

（参考）

処置　通則6
対称器官に係る処置の各区分の所定点数は，特に規定する場合を除き，両側の器官の処置料に係る点数とする。

また，扁桃処置の所定点数には咽頭処置が含まれており，別途算定はできないため注意が必要です。

64 キシロカイン®ゼリー：浣腸時に算定していた事例

令和4年11月分	
傷病名	(1)便秘症

査定前

(40) グリセリン浣腸「オヲタ」60　60mL　1個
　　　キシロカイン®ゼリー2%　1mL（薬価省略）×1

 このレセプトの問題点は？

査定後

(40) グリセリン浣腸「オヲタ」60　60mL　1個
　　　~~キシロカイン®ゼリー2%　1mL（薬価省略）×1~~（査定事由：C）

解説 「単なる浣腸に使用したキシロカイン®ゼリーは認められない」

便秘症の患者に対し，排便を促すために浣腸を実施。その際に使用したグリセリン浣腸とキシロカインゼリー®2％を処置薬として算定したところ，そのうちキシロカイン®ゼリー2％が保険診療上適当でないとしてC査定された事例です。

各薬剤の「効能・効果」は表の通りです。

表　各薬剤の「効能・効果」

薬剤	効能・効果
グリセリン浣腸「オヲタ」60	便秘，腸疾患時の排便
キシロカイン®ゼリー2％	表面麻酔

グリセリン浣腸が便秘に適応があるのに対し，キシロカイン®ゼリー2％は表面麻酔剤であり，便秘には適応がありません。本事例では，キシロカイン®ゼリー2％を浣腸時の潤滑油のような目的で使用し，算定していました。

社会保険診療報酬支払基金では，「支払基金における審査の一般的な取扱い（医科）」において，以下を公表しています[1]。

【処置】
21　単なる浣腸又は坐薬挿入時のキシロカイン®ゼリーの使用について
《平成29年9月25日》
■取扱い
　単なる浣腸又は坐薬挿入時のキシロカイン®ゼリー2％の使用は，原則として認めない。

これは，表面麻酔剤であるキシロカイン®ゼリー2％は，表面麻酔を必要とする検査・処置・手術等に際して使用するものであり，麻酔の必要性がない場合の使用は適応外であるとして定められた取り扱いです。

前述の通り，本事例ではキシロカイン®ゼリー2％を浣腸時の潤滑油のような目的として使用していることから，表面麻酔を必要とする処置には該当せず，キシロカイン®ゼリー2％の使用は適当でないとして査定された事例です。

なお，坐薬挿入時におけるキシロカイン®ゼリー2％の使用も同様の考え方となるため，注意が必要です。

65 皮膚欠損用創傷被覆材:切創に対して算定していた事例

令和4年11月分	
傷病名	(1)左示指切創

査定前

(40)創傷処置(100cm²未満)	52点×1
皮膚欠損用創傷被覆材(真皮に至る創傷用)(価格省略)×1	

 このレセプトの問題点は?

査定後

(40)創傷処置(100cm²未満)	52点×1
~~皮膚欠損用創傷被覆材(真皮に至る創傷用)(価格省略)×1~~	
	(査定事由:C)

「切創に対し，皮膚欠損用創傷被覆材は原則算定できない」

　左示指切創の患者に創傷処置を実施し，その際使用した皮膚欠損用創傷被覆材を算定したところ，保険診療上適当でないものとしてC査定された事例です。

　本事例については，社会保険診療報酬支払基金の「支払基金における審査の一般的な取扱い（医科）」において，以下の取り扱いが公表されています[1]。

【手術】
5　切創に対する皮膚欠損用創傷被覆材の算定について
《令和2年7月27日》
■取扱い
　切創に対する皮膚欠損用創傷被覆材の算定は，原則として認められない。

　本事例の傷病名にある切創は，刃物やガラス片などの鋭利な物体で皮膚が切れた，いわゆる切り傷のことを言います。切創は一般に創口は長く線状に走り，表皮剥脱はない，もしくは少ないという特徴があります。

　切創の治療は，医療用テープでの創の密着，糸による創縫合，医療用ホチキスでの創閉鎖などの処置を行いますが，受傷後長時間が経過している場合は感染リスクがあるため，洗浄や消毒によって創の清浄化を図った後に縫合閉鎖を行います。

　これに対し，皮膚欠損用創傷被覆材は，真皮（図）以上の深度を有する皮膚欠損部位に対して創傷治癒の促進，創傷面保護および疼痛軽減を目的として使用するものであり，代表的なものとしてはデュオアクティブ®やハイドロサイト◇などがあります。

　皮膚欠損とは，皮膚の一部が欠けてなくなった状態であり，皮膚潰瘍は何らかの原因によって皮膚に潰瘍ができることを言います。

　切創は通常皮膚欠損や皮膚潰瘍を伴わないものであり，治療に当たって皮膚欠損用創傷被覆材の使用が必要ないと考えられており，原則として認められていません。

　本事例は，この取り扱いに基づき，査定されたものとなります。

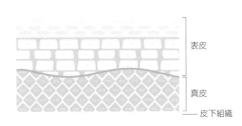

図　皮膚の構造

表皮

真皮

皮下組織

66 創傷処理 真皮縫合加算：指の 創傷処理で算定していた事例

令和4年11月分	
傷病名	(1)右第4指挫創

査定前

(50)創傷処理（筋肉，臓器に達しない）（長径5cm未満）	530点
真皮縫合加算	460点
キシロカイン®注ポリアンプ1%　5mL　1管（薬価省略）×1	

 このレセプトの問題点は？

査定後

(50)創傷処理（筋肉，臓器に達しない）（長径5cm未満）	530点
~~真皮縫合加算~~	~~460点~~（査定事由：C）
キシロカイン®注ポリアンプ1%　5mL　1管（薬価省略）×1	

解説 「指に対する真皮縫合加算は認められない」

　右第4指挫創の患者に対し，創傷処理を行ったところ，真皮縫合加算が医学的に適当ではないとしてC査定された事例です。

　真皮縫合加算は，真皮縫合を伴う縫合閉鎖を行った場合，露出部に限り算定可能な創傷処理の加算です。

　ここで言う露出部は，頭部，頸部，上肢にあっては肘関節以下（以遠）および下肢にあっては膝関節以下（以遠）を指します（図）。

　本事例をみると，右第4指挫創に対して創傷処理を実施しており，肘関節以下である指は露出部に当たるため，算定要件上問題ないようにみえます。

　しかしながら，国民健康保険中央会が提供している「審査情報提供事例」には，以下の記載があります[1]。

　指にあっては，真皮縫合加算は認められない。

　真皮には，血管，神経，筋肉，皮脂腺，毛根が存在します。知覚が不可欠な指においては，この部分の損傷や瘢痕形成は可能な限り最小限にするべきであり，真皮層に瘢痕を遺残する真皮縫合はむしろ有害とされています。

　このような理由から，指に対する真皮縫合加算が認められず，査定された事例となります。

　なお，眼瞼，手掌，趾についても本事例と同様の考え方となり，査定の対象となります。露出部であっても，医学的に認められなければ査定の対象となるため，注意が必要です。

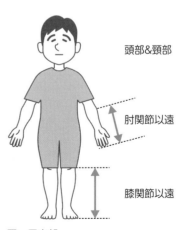

頭部＆頸部

肘関節以遠

膝関節以遠

図　露出部

67 トリガーポイント注射：
複数回算定していた事例

令和4年11月分	
傷病名	(1)両変形性膝関節症

査定前

(12) 再診料	73点×1
(50) トリガーポイント注射	80点×2
キシロカイン®注ポリアンプ0.5%　5mL　1管	
ノイロトロピン®注射液3.6単位　3mL　1管(薬価省略)×2	

　このレセプトの問題点は?

査定後

(12) 再診料	73点×1
(50) トリガーポイント注射	~~80点×2~~ → 1(査定事由：D)
キシロカイン®注ポリアンプ0.5%　5mL　1管	
ノイロトロピン®注射液3.6単位　3mL　1管(薬価省略)×2	

解説 「トリガーポイント注射の算定は1日につき1回」

　両変形性膝関節症の患者に対し，トリガーポイント注射を実施したところ，2回のうち1回が算定要件に合致していないとしてD査定された事例です。

　トリガーポイント注射の算定要件には以下の記載があります。

トリガーポイント注射は，圧痛点に局所麻酔剤あるいは局所麻酔剤を主剤とする薬剤を注射する手技であり，施行した回数及び部位にかかわらず，1日につき1回算定できる。

　本事例では，同時に両膝に対してトリガーポイント注射を行ったため，右膝と左膝とで1回ずつ手技料を算定していたものでした。

　しかしながら，算定要件にある通り，施行した部位が何箇所であっても算定は1回のみとなり，1回が査定された事例となります（使用した薬剤料はすべて算定可能）。

　なお，前述の算定要件の通り，トリガーポイント注射は，局所麻酔剤または局所麻酔剤を主剤とする薬剤が対象です。局所麻酔剤が含まれていない場合は局所注射の扱いとなり，「皮内，皮下及び筋肉内注射」で算定することになるため，注意が必要です。

(参考) 皮内，皮下及び筋肉内注射の算定要件 (関連部分のみ抜粋)
涙のう内薬液注入，鼓室内薬液注入，局所・病巣内薬剤注入，子宮腔部注射，咽頭注射 (軟口蓋注射，口蓋ヒヤリー氏点の注射を含む。)，腱鞘周囲注射及び血液注射については，皮内，皮下及び筋肉内注射に準じて算定する。

2章 文献

2章1-1

▶ 厚生労働省：別添1 医科診療報酬点数表に関する事項. p6.
　　〔https://www.mhlw.go.jp/content/12404000/000984041.pdf〕

2章1-2

▶ 厚生労働省：別添1 医科診療報酬点数表に関する事項. p11-3.
　　〔https://www.mhlw.go.jp/content/12404000/000984041.pdf〕

2章1-3

▶ 厚生労働省：別表第一 医科診療報酬点数表. A001 再診料 注8.
　　〔https://www.mhlw.go.jp/content/12404000/000907834.pdf〕

2章2-4

▶ 厚生労働省：別表第一 医科診療報酬点数表. B000 特定疾患療養管理料 注2.
　　〔https://www.mhlw.go.jp/content/12404000/000907834.pdf〕

2章2-5

▶ 厚生労働省：別表第一 医科診療報酬点数表. B000 特定疾患療養管理料 注2.
　　〔https://www.mhlw.go.jp/content/12404000/000907834.pdf〕
▶ 厚生労働省：特掲診療料の施設基準等　別表第一　特定疾患療養管理料並びに処方料並びに処方箋料の特定
　　疾患処方管理加算1及び特定疾患処方管理加算2に規定する疾患. 平成20年厚生労働省告示第63号，令和4
　　年厚生労働省告示第56号・全改.
　　〔https://www.mhlw.go.jp/content/12404000/000908781.pdf〕

2章2-6

▶ 厚生労働省：別添1 医科診療報酬点数表に関する事項. p127.
　　〔https://www.mhlw.go.jp/content/12404000/000984041.pdf〕

2章2-7

▶ 厚生労働省：別添1 医科診療報酬点数表に関する事項. p130.
　　〔https://www.mhlw.go.jp/content/12404000/000984041.pdf〕

2章2-8

▶ 厚生労働省：別表第一 医科診療報酬点数表. B009 診療情報提供料 注11.
　　〔https://www.mhlw.go.jp/content/12404000/000907834.pdf〕

2章2-9

▶ 厚生労働省：別添1 医科診療報酬点数表に関する事項. p196.
　　〔https://www.mhlw.go.jp/content/12404000/000984041.pdf〕

2章2-10

▶ 厚生労働省：別添1 医科診療報酬点数表に関する事項．p204, p208.
[https://www.mhlw.go.jp/content/12404000/000984041.pdf]

2章3-11

▶ 厚生労働省：別表第一 医科診療報酬点数表．C001 在宅患者訪問診療料（I）（1日につき）注3.
[https://www.mhlw.go.jp/content/12404000/000907834.pdf]
▶ 厚生労働省：別添1 医科診療報酬点数表に関する事項．p208-9.
[https://www.mhlw.go.jp/content/12404000/000984041.pdf]

2章3-12

▶ 厚生労働省：別添1 医科診療報酬点数表に関する事項．p232-3.
[https://www.mhlw.go.jp/content/12404000/000984041.pdf]

2章3-13

▶ 厚生労働省：別表第一 医科診療報酬点数表．C007 訪問看護指示料 注1.
[https://www.mhlw.go.jp/content/12404000/000907834.pdf]
▶ 厚生労働省：別添1 医科診療報酬点数表に関する事項．p208-9.
[https://www.mhlw.go.jp/content/12404000/000984041.pdf]

2章3-14

▶ 厚生労働省：別表第一 医科診療報酬点数表．第2節 第1款 在宅療養指導管理料 通則．
[https://www.mhlw.go.jp/content/12404000/000907834.pdf]

2章3-15

▶ 厚生労働省：別添1 医科診療報酬点数表に関する事項．p246.
[https://www.mhlw.go.jp/content/12404000/000984041.pdf]

2章3-16

▶ 厚生労働省：別添1 医科診療報酬点数表に関する事項．p246.
[https://www.mhlw.go.jp/content/12404000/000984041.pdf]
▶ 特掲診療料の施設基準等．別表第九．
[https://www.mhlw.go.jp/web/t_doc?dataId=84aa9733&dataType=0]

2章3-17

▶ 厚生労働省：別添1 医科診療報酬点数表に関する事項．p244.
[https://www.mhlw.go.jp/content/12404000/000984041.pdf]

2章4-18

▶ 厚生労働省：別添 1 医科診療報酬点数表に関する事項．p275．
　〔https://www.mhlw.go.jp/content/12404000/000984041.pdf〕

2章4-19

▶ 厚生労働省：別添 1 医科診療報酬点数表に関する事項．p275．
　〔https://www.mhlw.go.jp/content/12404000/000984041.pdf〕
▶ 医科診療報酬点数表 第五 検査　一 検体検査実施料に規定する検体検査　別表第九の二

2章4-20

▶ 厚生労働省：別表第一 医科診療報酬点数表．D308 胃・十二指腸ファイバースコピー 注4．
　〔https://www.mhlw.go.jp/content/12404000/000907834.pdf〕

2章4-21

1）日本糖尿病学会，編著：糖尿病診療ガイドライン2019．南江堂，2019，p6，p9．
2）清野　裕，他：糖尿病の分類と診断基準に関する委員会報告（国際標準化対応版）．糖尿病．2012；55(7)：485-504．
3）厚生労働省：保険医療機関及び保険医療養担当規則．第二十条 一 ホ．
　〔https://www.mhlw.go.jp/web/t_doc?dataId=84035000&dataType=0&pageNo=1〕

2章4-23

▶ 厚生労働省：別添 1 医科診療報酬点数表に関する事項．p295．
　〔https://www.mhlw.go.jp/content/12404000/000984041.pdf〕
▶ 厚生労働省：別表第一 医科診療報酬点数表．D007 血液化学検査 注．
　〔https://www.mhlw.go.jp/content/12404000/000907834.pdf〕

2章4-24

▶ 厚生労働省：保険医療機関及び保険医療養担当規則．第二十条 一 ホ．
　〔https://www.mhlw.go.jp/web/t_doc?dataId=84035000&dataType=0&pageNo=1〕

2章4-25

▶ 厚生労働省：別添 1 医科診療報酬点数表に関する事項．p132，p304．
　〔https://www.mhlw.go.jp/content/12404000/000984041.pdf〕

2章4-26

▶ 厚生労働省：別添 1 医科診療報酬点数表に関する事項．p304．
　〔https://www.mhlw.go.jp/content/12404000/000984041.pdf〕

2章4-27

▶ 厚生労働省：別添1 医科診療報酬点数表に関する事項．p310．
〔https://www.mhlw.go.jp/content/12404000/000984041.pdf〕

2章4-28

▶ 厚生労働省：「ヘリコバクター・ピロリ感染の診断及び治療に関する取扱いについて」の一部改正について．平成25年2月21日保医発0221第31号．
〔https://kouseikyoku.mhlw.go.jp/kinki/gyomu/gyomu/hoken_kikan/documents/pirori.pdf〕

2章4-30

▶ 厚生労働省：「ヘリコバクター・ピロリ感染の診断及び治療に関する取扱いについて」の一部改正について．平成25年2月21日保医発0221第31号．
〔https://kouseikyoku.mhlw.go.jp/kinki/gyomu/gyomu/hoken_kikan/documents/pirori.pdf〕

2章4-31

▶ 厚生労働省：別添1 医科診療報酬点数表に関する事項．p342．
〔https://www.mhlw.go.jp/content/12404000/000984041.pdf〕

2章4-32

▶ 厚生労働省：別添1 医科診療報酬点数表に関する事項．p347．
〔https://www.mhlw.go.jp/content/12404000/000984041.pdf〕

2章4-33

▶ 厚生労働省：別表第一 医科診療報酬点数表．D285 認知機能検査その他の心理検査．
〔https://www.mhlw.go.jp/content/12404000/000907834.pdf〕
▶ 厚生労働省：別添1 医科診療報酬点数表に関する事項．p365-7．
〔https://www.mhlw.go.jp/content/12404000/000984041.pdf〕

2章4-34

▶ 厚生労働省：別表第一 医科診療報酬点数表．D288 糖負荷試験．
〔https://www.mhlw.go.jp/content/12404000/000907834.pdf〕
▶ 厚生労働省：別添1 医科診療報酬点数表に関する事項．p368-9．
〔https://www.mhlw.go.jp/content/12404000/000984041.pdf〕

2章5-35

▶ 厚生労働省：別添1 医科診療報酬点数表に関する事項．p395．
〔https://www.mhlw.go.jp/content/12404000/000984041.pdf〕
▶ 厚生労働省：別表第一 医科診療報酬点数表．
〔https://www.mhlw.go.jp/content/12404000/000907834.pdf〕

2章6-36

▶ 厚生労働省：別表第一 医科診療報酬点数表．F400 処方箋料 注6．
[https://www.mhlw.go.jp/content/12404000/000907834.pdf]

2章6-37

▶ 厚生労働省：別添1 医科診療報酬点数表に関する事項．p403．
[https://www.mhlw.go.jp/content/12404000/000984041.pdf]

2章6-42

▶ 国民健康保険中央会：審査情報提供事例．F-17．平成23年3月．
[https://www.kokuho.or.jp/inspect/jirei/ika/lib/210310_7112_ikkatsu_ika_zentai.pdf]

2章6-53

▶ 厚生労働省：別表第一 医科診療報酬点数表．第5部 投薬 通則5．
[https://www.mhlw.go.jp/content/12404000/000907834.pdf]

2章7-56

▶ 厚生労働省：別添1 医科診療報酬点数表に関する事項．p246．
[https://www.mhlw.go.jp/content/12404000/000984041.pdf]

2章7-57

▶ 厚生労働省：別表第一 医科診療報酬点数表．G004 点滴注射（1日につき）．
[https://www.mhlw.go.jp/content/12404000/000907834.pdf]
▶ 厚生労働省：別添1 医科診療報酬点数表に関する事項．p406．
[https://www.mhlw.go.jp/content/12404000/000984041.pdf]

2章8-59

▶ 厚生労働省：別添1 医科診療報酬点数表に関する事項．p424．
[https://www.mhlw.go.jp/content/12404000/000984041.pdf]

2章9-60

▶ 厚生労働省：別添1 医科診療報酬点数表に関する事項．p470, p507, p516．
[https://www.mhlw.go.jp/content/12404000/000984041.pdf]

2章9-61

▶ 厚生労働省：別表第一 医科診療報酬点数表．J001 熱傷処置．
[https://www.mhlw.go.jp/content/12404000/000907834.pdf]

2章9-62

▶ 厚生労働省：別添1 医科診療報酬点数表に関する事項．p470．
  〔https://www.mhlw.go.jp/content/12404000/000984041.pdf〕

▶ 厚生労働省：別表第一 医科診療報酬点数表．第9部 処置 通則3．
  〔https://www.mhlw.go.jp/content/12404000/000907834.pdf〕

2章9-63

▶ 厚生労働省：別添1 医科診療報酬点数表に関する事項．p499．
  〔https://www.mhlw.go.jp/content/12404000/000984041.pdf〕

▶ 厚生労働省：別表第一 医科診療報酬点数表．第9部 処置 通則6．
  〔https://www.mhlw.go.jp/content/12404000/000907834.pdf〕

2章9-64

1) 社会保険診療報酬支払基金：支払基金における審査の一般的な取扱い（医科）．
  〔https://www.ssk.or.jp/shinryohoshu/kikin_shinsa_atukai/shinsa_atukai_i/index.files/atukai_jirei_all_teikyo.pdf〕

2章9-65

1) 社会保険診療報酬支払基金：支払基金における審査の一般的な取扱い（医科）．
  〔https://www.ssk.or.jp/shinryohoshu/kikin_shinsa_atukai/shinsa_atukai_i/index.files/atukai_jirei_all_teikyo.pdf〕

2章10-66

1) 国民健康保険中央会：審査情報提供事例について．K-1真皮縫合加算③（指）．
  〔https://www.kokuho.or.jp/inspect/jirei/ika/lib/210310_7112_ikkatsu_ika_zentai.pdf〕

2章11-67

▶ 厚生労働省：別添1 医科診療報酬点数表に関する事項．p407，p604．
  〔https://www.mhlw.go.jp/content/12404000/000984041.pdf〕

2章 レセプト事例に学ぶ

3章 返戻・査定への対策

返戻・査定への対策

1 原因の分析

☞1章3「査定とは」，13頁，3「増減点連絡書の見方」でも触れましたが，査定事由にはA〜Dの4つがあります（事務上に関するものは除きます）。

まずは，この査定事由をもとに査定された原因を明確にすることが必要です。

審査側によって分類の仕方が多少異なる場合はありますが，各査定事由により考えられる原因は以下（表1）があります。査定事由のうち，A〜Cは「診療内容に関するもの」，Dは「診療報酬請求に関するもの」と言えます。査定事由を明確にするためには，まずは診療報酬点数表や疑義解釈，医薬品の添付文書などの資料を確認していきます。それでも査定原因が不明である場合は，審査支払機関や地方厚生局へ

表1 各査定事由の考えられる原因

事由	概要	考えられる原因
A	適応外	・薬剤や診療行為に対する傷病名の不一致（いわゆる病名漏れ） ・薬剤や診療行為に対する有用性の説明不足　など
B	過剰・重複	・薬剤の投与量や診療行為の実施回数（頻度）などが傷病名に対し過剰であった ・薬剤の投与量や診療行為の実施回数（頻度）などの妥当性の説明不足　など
C	不適当	・添付文書に則った薬剤の投与がなされていない ・段階を踏んだ検査が行われていなかった ・薬剤や診療行為が画一的，漫然としたものとなっていた ・薬剤の投与量や診療行為の実施回数（頻度）などの妥当性の説明不足　など
D	不一致	・算定要件から外れた請求をしていた（対象疾患や算定回数など） ・算定要件を誤って解釈していた ・入力を誤っていた　など

問い合わせをします。その際，問い合わせ日時，対応した担当者名，問い合わせ内容とその回答を記録として残しておくと，今後の対応や対策がスムーズになります。

2 情報共有

査定の原因分析を行った後は，同じ査定が起こらないようにするため，対策の検討が必要です。

査定の原因は様々ですが，診療内容に関すること（薬剤の使用量や検査頻度など）や，カルテ記載や伝票の運用の変更が必要と考えられる事例などは，医事課職員のみでの対策は困難です。そのため，原因分析終了後は医事課職員内だけで完結するのではなく，医師や看護職員，コメディカルへ情報共有し，対策を検討することが重要です。

理想的なのは，レセプト委員会など，毎月の査定内容と原因の報告を行い，情報共有を図る場を設けることです。このような場を設けることを提案すると，「医事課のミスを晒し上げられる場になるからやりたくない」といった声を聞くことがありますが，査定された内容を報告するのみではなく，「自院全体でどのように査定を減らしていくかを話し合う場」であることを皆に認識してもらった上で実施することが必要です。

レセプト委員会などをより有意義な話し合いの場とするためには，査定原因を分析した資料を作成し，配布することが望ましいです。分析内容としては，前述の査定原因の一覧をはじめ，査定事由・診療行為ごとの件数や点数，査定率などが挙げられます。複数診療科を標榜している医療機関なら診療科ごとの件数や点数を集計することも有用です。また，これらの数値の推移を追っていけば，対策の効果が可視化できる資料になります（表2，図1〜4）。過去12カ月分であれば，増減点連絡書などのデータをCSV形式のファイルでダウンロードできるため，分析資料の作成に当たってはこうしたデータを活用することも可能です。

また，この話し合いの場は，査定内容・原因の共有だけでなく，診療報酬などに関する情報を共有する場としても活用できます。たとえば，診療報酬改定時に自院で算定している診療報酬の変更点や新たに算定できそうな診療報酬の共有，そのほかにも自院に関連する疑義解釈が出た場合の情報共有などが考えられます。

こうした場を設けることにより，医師や看護師，コメディカルと医事課職員のコミュニケーションが促進され，日常的にもお互い相談がしやすくなる，といった効果も期待されます。

表2 レセプト委員会の分析資料例

●年●月診療分

保険	患者名	区分	事由	点数	内容	要因	対策
国保	●●●●	検査	B	−49点	HbA1c	糖尿病の疑い患者に対する連月算定のため	糖尿病の疑い患者に対するHbA1cは3カ月に1回とする
社保	▲▲▲▲	検査	D	−37点	B-V	悪性腫瘍特異物質治療管理料患者であったため	悪性腫瘍特異物質治療管理料算定日にB-Vを算定しているとエラーが出るようにレセプトチェッカーをカスタマイズする
⋮	⋮	⋮	⋮	⋮	⋮	⋮	⋮

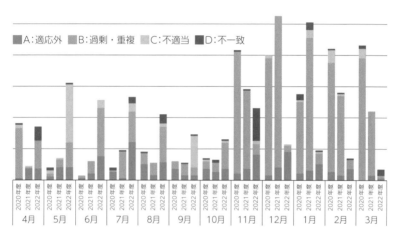

図1 事由別査定件数

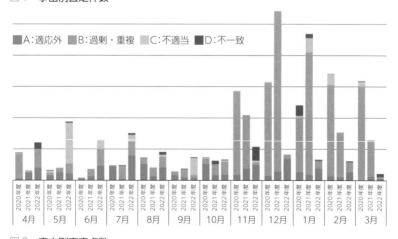

図2 事由別査定点数

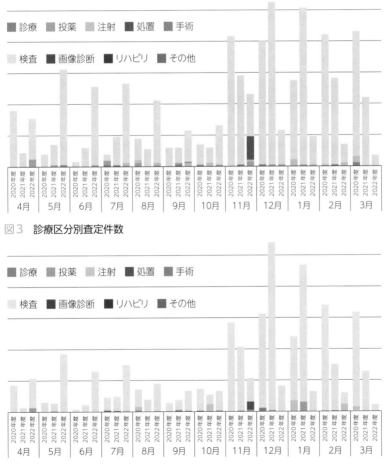

図3　診療区分別査定件数

図4　診療区分別査定点数

3 再審査請求

　査定理由の分析をしていると，査定内容に納得がいかない事例（客観的に請求内容が妥当なものと判断される事例）も出てきます。その際は，再審査請求をします。

　再審査請求の結果は「原審通り」「一部復活」「復活」の3種類があります。

　再審査の結果，「原審通り」となる場合もありますが，必要性を認めてもらうことができれば，査定点数の復活およびその後の査定防止となります。

　再審査は時間も労力もかかるため，医療機関によっては査定内容に納得がいかない場合でも再審査請求を行わず，また，査定された項目について査定覚悟で算定し続ける，というところも見受けられます。しかしながら，これはお勧めできません。再審査を一切せず査定を放置していると，「請求内容の誤りを認めた」と審査側にみなされ，他の患者に対しても同様の内容の査定をされます。また，査定されているにもかかわらず，同じような請求を続けていると，「査定をしても誤りを正さない」として，現在査定されていない診療報酬についても誤りがあるかもしれないと重点的に審査され，結果的に査定が増加してしまうこともあります。

　こうしたことをふまえ，内容に妥当性があると考えられる査定内容については，積極的に再審査請求をするべきと言えます。なお，再審査請求は原則6カ月以内を遵守することが求められているため，迅速に対応することが望まれます。ただし，原則として病名の追加や変更はできませんので，注意が必要です。

返戻・査定を最小限に抑えるためには組織体制づくりが重要

　返戻・査定は，医事課職員で防げるものと防げないものがあります。

　たとえば，保険証番号の誤りや併算定できない診療報酬を算定してしまうなどは基本的には医事課職員で防げるものです。これに関しては，確認体制の強化や医事課職員内での情報共有，レセプトチェッカー機能の活用が有効です。

　しかしながら，検査の頻度が多い，薬剤の用法・用量が遵守されていないといった内容の返戻・査定は，医師など関係職種の協力が必須であり，医事課職員単独ではなかなか防ぐことができません。

　返戻・査定は「医事課のミス」と認識している医療機関は少なくありません。それにより，返戻・査定を避けるために算定に消極的になってしまい，本来算定できるものまであえて算定していなかった非常にもったいないケースもみられます。

　このような事態を防ぐためにも，返戻・査定は「医事課のミス」ではなく，「病院のミス」であるという認識をもって，組織全体で返戻・査定対策に取り組む必要があります。

索引

査定・返戻を防ぐ要点と
考え方がわかる！

レセプト
調査ファイル

定価（本体3,000円＋税）
2024年1月16日　第1版

著　者　真鍋佑梨
発行者　梅澤俊彦
発行所　日本医事新報社　www.jmedj.co.jp
　　　　〒101-8718　東京都千代田区神田駿河台2-9
　　　　電話（販売）03-3292-1555　（編集）03-3292-1557
　　　　振替口座　00100-3-25171
印　刷　ラン印刷社

© Yuri Manabe　2023　Printed in Japan
ISBN978-4-7849-2626-8 C3047 ¥3000E

本書の複製権・翻訳権・上映権・譲渡権・公衆送信権（送信可能化権を含む）は
(株)日本医事新報社が保有します。

JCOPY 〈(社)出版者著作権管理機構 委託出版物〉
本書の無断複写は著作権法上での例外を除き禁じられています。複写される場合は、
そのつど事前に、(社)出版者著作権管理機構（電話 03-5244-5088, FAX 03-5244-
5089, e-mail:info@jcopy.or.jp）の許諾を得てください。

電子版のご利用方法

巻末袋とじに記載されたシリアルナンバーを下記手順にしたがい登録することで，本書の電子版を利用することができます。

1 日本医事新報社Webサイトより会員登録（無料）をお願いいたします。

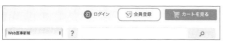

会員登録の手順は弊社Webサイトの
Web医事新報かんたん登録ガイドを
ご覧ください。
https://www.jmedj.co.jp/files/news/20191001_guide.pdf

（既に会員登録をしている方は**2**にお進みください）

2 ログインして「マイページ」に移動してください。

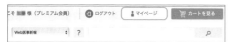

3 「未登録タイトル（SN登録）」をクリック。

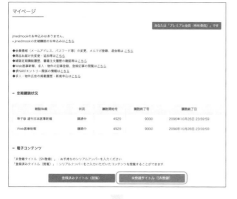

4 該当する書籍名を検索窓に入力し検索。

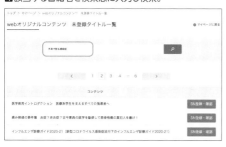

5 該当書籍名の右横にある「SN登録・確認」ボタンをクリック。

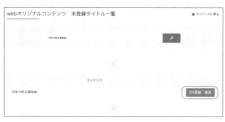

6 袋とじに記載されたシリアルナンバーを入力の上，送信。

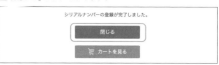

7 「閉じる」ボタンをクリック。

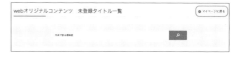

8 登録作業が完了し，**4**の検索画面に戻ります。

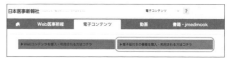

【該当書籍の閲覧画面への遷移方法】
① 上記画面右上の「マイページに戻る」をクリック
➡**3**の画面で「登録済みタイトル（閲覧）」を選択
➡検索画面で書名検索➡該当書籍右横「閲覧する」
ボタンをクリック
または
② 「書籍連動電子版一覧・検索」*ページに移動して，
書名検索で該当書籍を検索➡書影下の
「電子版を読む」ボタンをクリック
https://www.jmedj.co.jp/premium/page6606/

＊「電子コンテンツ」Topページの「電子版付きの書籍を
購入・利用される方はコチラ」からも遷移できます。